Warum Frauen duften und Männer stinken

Dr. Robert Hosner

Warum Frauen duften und Männer stinken

Der moderne Reinlichkeitskult

Dr. Robert Hosner
Warum Frauen duften und Männer stinken
Der moderne Reinlichkeitskult
ISBN 978-3-7322-9761-0
Copyright 2014 Dr. Robert Hosner
Coverfoto: K-P. Adler
Lektorat: Alexandra Eryigit-Klos

1.Auflage Februar 2014

Herstellung und Verlag:
Books on Demand GmbH
In de Tarpen 42
D-22848 Norderstedt
www.bod.de
info@bod.de
Alle Rechte vorbehalten

Die Deutsche Nationalbibliothek verzeichnet diese Publikation in der Deutschen Nationalbibliografie; detaillierte bibliografische Daten sind im Internet über http://dnb.dnb.de abrufbar.

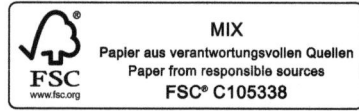

Inhalt

Vorwort

Kennen Sie die neue dreifachfrische ultra-
dünne Schweizer Camelia-Binde mit den
innovativen Seitenflügeli und dem extra-
großen rückwärtigen Auslaufstopper? Damit Sie
auch nachts im Liegen ein sicheres und trockenes
Gefühl haben. Nein? Dann vielleicht das hauch-
feine rissfeste Rolli-Toilettenpapier mit dem
Champagnerduft und der einseitigen Griffverstär-
kung? Damit der tägliche Gang zur Toilette zum
Erlebnis wird. Auch das nicht? Na, dann werden
Sie wohl das „Rexona–Deo for Men" mit Sahara-
duft, dreiwöchiger Rückgabemöglichkeit und Er-
folgsgarantie verwenden. Damit bei den Frauen in
Ihrer Umgebung nicht nur im Mund das Wasser
zusammenläuft. Oder gehören Sie noch zu der
Spezies Urmensch, die mit Zeitungspapier, Hirsch-
seife und Watte unter dem Arm den täglichen Trip
ins Bad antritt? Wie auch immer, Fakt ist, dass der
Mensch nach 48-stündiger Körperpflegeabstinenz
zu müffeln beginnt. Und es gibt sie wirklich, die
lieben Mitmenschen, die beim Vorbeigehen einen
Hauch von Leichengeruch verströmen.

Aber – wo endet das natürliche Reinlichkeits-
bedürfnis und wo beginnt der Sauberkeitswahn?
Sowohl die Industrie als auch die Medienland-
schaft will uns glauben machen, dass der Mensch
gefälligst makellos rein, enthaart, geschminkt,
schön und parfümiert zu sein hat. Welche Frau
traut sich heutzutage noch ungeschminkt in das
Menschengetümmel, welchem Mann wird heute
nicht schlecht, wenn ihm in der Oper hundert ver-

schiedene schwülstige Düfte in die Nase kriechen? Sauberkeit ist längst zu einem Geschäft geworden, und das nicht zu knapp. Die Hygieneindustrie macht Milliardenumsätze. Drogeriemärkte, Discounter und Apotheken schießen wie die Pilze aus dem Boden. Die Industrialisierung der Reinlichkeit hat längst begonnen. Was es nicht gibt, das wird erfunden. So gibt es eine Spezialenthaarungscreme für extradichten Schamhaarbewuchs, ein Badeöl gegen Erkältungskrankheiten und ein Achselspray für den Businessman mit Enthaarungsfunktion.

Doch wie kam es zu diesem Reinlichkeitswahn? In der Antike und im Mittelalter war es vor allem der Oberschicht vorbehalten, sich der Sauberkeit und Körperhygiene zu widmen. Kleopatras Eselsmilchbäder sind legendär, die Badekultur der reichen Römer war schon damals vorbildlich. Wer aber später im Mittelalter tagtäglich ums Überleben kämpfen musste, für den blieb wenig Zeit für die Körperpflege. Schwierig war es auch für die nichtwohlhabenden Frauen. Da sie sich kaum Binden leisten konnte, rann das Menstruationsblut einfach an den Beinen herunter. Da die Analhygiene zu wünschen übrig ließ, bildeten sich in diesem Bereich oft die sogenannten „Arschkugeln", die beim Gehen und Marschieren stark schmerzten und zu Entzündungen führten. Mit dem Aufkommen größerer Städte kam der Hygiene immer mehr Bedeutung zu. Die Wasserversorgung und die Kanalisation verbesserten sich. Badehäuser und Badestuben wurden errichtet. Allerdings spielten dort weniger die Hygiene als das körperliche Vergnügen eine Rolle. Gutes Essen, Musik und

Frauen gehörten wie der Barbier und der Bader zum Grundinventar dieser Einrichtungen. Im 16. und 17. Jahrhundert wurde das Wasser zunehmend als schädlich angesehen. Nach der damaligen Vorstellung konnte das Wasser durch die Hautporen in den Körper eintreten und Krankheiten wie z. B. die Pest herbeiführen. Das heißt aber nicht, dass die Menschen von Sauberkeit nichts hielten, man musste nur Möglichkeiten finden, ohne Wasser rein zu werden. Der Sauberkeitsbegriff wandelte sich also. Man rieb sich das Gesicht und den Körper mit sauberen, parfümierten Tüchern ab und wechselte statt einmal zweimal wöchentlich die Wäsche. Außerdem puderte man sich die Haare mit parfümiertem Puder.

Mit der zunehmenden Verbreitung des Leitungswassers nahm das Waschen wieder an Bedeutung zu. Unsere Großmütter und Großväter holten das Wasser an der öffentlichen Wasserstelle am Gang oder am Brunnen im Garten, erhitzten es am Küchenherd, gossen es mit einem Krug in ein Lavoir und wuschen sich zweimal am Tag mit Wasser und Seife. Wenn es hoch herging, so goss man einmal die Woche reichlich Wasser in eine Holzsitzbadewanne und badete. Als dann das Leitungswasser auch in die Wohnungen Einzug fand und die ersten Waschküchen in den Kellern entstanden, da erwachte die Industrie und wuchs langsam, aber stetig zur Höchstform auf.

Zuerst war es das Kino, aber schon sehr bald das Fernsehen, das uns zeigte, wie man sich zu waschen, zu putzen, zu schnäuzen, zu kämmen, zu schminken und zu kleiden hat. Es zeigte uns, dass die Wäsche weißer als nur weiß werden kann, dass man besser als nur gut riechen kann und wie man seine Haut um Jahre jünger aussehen lassen kann. Die Werbemaschinerie nahm gnadenlos ihren Lauf und scheint selbst heute den Höhepunkt noch nicht erreicht zu haben. Millionen Euro werden heutzutage in die Werbung investiert. Jeder einzelne Bürger trägt Monat für Monat rund 170 Euro in den Drogeriemarkt. Kann Frau oder Mann da noch mithalten? Bin ich ein Mensch zweiter Klasse, wenn ich mich nicht schminke, nicht im Intimbereich rasiere, keine Selbstbräunungscreme verwende, nicht das neueste „Chanel 5" auftrage, keinen Achselspray verwende, mein Weichspüler nicht nach Frühlingsfrische und Regen duftet und ich mein Haar nicht ständig färbe? Oder haben Sie sich schon dem Trend des „Cleansing Reduction" aus den USA angeschlossen und das Duschen stark eingeschränkt oder gar völlig aus Ihrem Leben verbannt? Nach dem Motto: „Stinken – dafür schön sein". Es ist höchste Zeit, dass dieses Buch geschrieben wird, denn es wird Antworten auf diese und noch viel mehr Fragen geben.

„Waxing" und andere Foltermethoden

Mitten im Café kratzt sich „Sex and the City"-Samantha im Intimbereich. Auf die erschrockenen Blicke ihrer Freundinnen reagiert sie mit: „Ich lasse meine Haare da unten wachsen. Smith mag 'nen vollen Busch!" Für diesen Wunsch nach einem unrasierten Intimbereich steht zwar Samanthas Freund nicht alleine da; je nach Altersklasse und Kulturkreis finden viele Männer und Frauen Gefallen an „Natur pur"; dennoch geht der allgemeine Schamhaartrend in Richtung „unten ohne". Mehrere Umfragen ergaben, dass sich 88 % der deutschen Frauen regelmäßig teilweise oder ganz die Intimzone enthaaren.

Auch Stars wie Britney Spears und Paris Hilton zeigen bei unfreiwilligen „Ich steig' mit einem ultrakurzen Minirock aus dem Auto"-Aufnahmen, dass in ihrem Intimbereich haarfreie Zone herrscht. Die Schauspielerin Kate Winslet hat für ihre Rolle in „Der Vorleser" sogar ein Schamhaar-Toupet getragen, da sie selbst nach jahrelangem „Waxing" nicht mehr über die Grundvoraussetzungen für einen buschigen Intimbereich besaß. Haarfreie Zonen im Achsel- und Intimbereich sind aber nicht unbedingt nur ein derzeitiger Trend in Europa, USA und im Orient. Bereits bei den alten Ägyptern und bei den Römern war der Kahlschlag im Intimbereich verbreitet, was sich an zahlreichen römischen Skulpturen, vor allem bei jüngeren Römern, nachvollziehen lässt. Auch religiöse Einflüsse spielen eine Rolle. So müssen sich sowohl weibliche als auch männliche Muslime nach den Reinlichkeitsvorschriften der Fitra im Islam alle 14 Nächte die Achselhaare auszupfen und die Schamhaare rasieren. Im Buddhismus hingegen verbieten die Ordensregeln der Mönche die entsprechende Rasur. In den „haarigen 60er- und 70er-Jahren" waren neben den langen Beatles-Frisuren Büsche im Intimbereich und in den Achselhaaren hingegen angesagt, je buschiger, desto besser. Erst langsam und zuerst bei den Frauen setzte sich, aus den USA kommend, der Trend zur Intimrasur durch. Weit später folgten dann die Männer, und hier war es besonders die Homosexuellenszene, die als Vorreiter fungierte. Mit dem ersten Aufkommen der Pornofilme, in denen man ja möglichst nah und detailliert die Geschlechtsorgane zeigen wollte, setzte sich dann dieser Trend endgültig durch.

Wozu dienen die Scham- und Achselhaare überhaupt? Die Meinungen hierzu sind unterschiedlich. Tatsache ist, dass es sich um sekundäre Geschlechtsmerkmale handelt, die im Gegensatz zu Kindern die Geschlechtsreife signalisieren und den jeweiligen Partner anlocken sollen. Sie beherbergen Pheromone, das sind Sexuallockstoffe. Dieser Duft soll die Paarungsbereitschaft via biochemische Kommunikation signalisieren. Da wir Männer von Natur aus „Trüffelschweine" sind, mag eine gut riechende Scham durchaus ihren

Zweck erfüllen. Es gab ja die gute alte Zeit des Intimsprays. Nun ja, war sie wirklich so gut? Ich denke nicht. Wo sind die Zeiten, als wir Männer des Nachts im Untergeschoss mit Moschusduft und Erdbeergeschmack verführt wurden? Ich war unlängst in einem Drogerieladen und fragte die Dame an der Kasse nach so einem Spray. Man möchte nicht glauben, wie sich blitzartig selbst in der heutigen aufgeklärten Zeit, zumindest auf dem Land, ein Weißgesicht in einen Knallrotschädel verwandeln kann. „Diese Produkte führen wir nicht mehr", war die kurze Antwort, während die Röte langsam aus ihrem Gesicht wich.

Warum rasieren sich so viele Mädchen und Frauen? In vielen Umfragen werden an erster Stelle hygienische Gründe genannt. „Ich fühle mich einfach reiner, ich kann mich besser waschen." Die einen wollen für den Freund besser aussehen, die anderen hingegen empfinden den Sexualverkehr intensiver. Besonders hervorgehoben wird hier der Oralverkehr. Tatsache ist, dass die Rasur zur Mode geworden ist. Wenn man den Zuschriften der Mädchenzeitungen wie „BRAVO" glauben kann, so geniert sich bereits die Mehrheit der unrasierten Mädchen für ihre haarige Zone, und das ist wohl mehr als bedenklich. Warum rasieren sich auch Männer? Ich glaube ja insgeheim, weil sie glauben, dass dadurch ihr Penis länger zu sein scheint. Sonst werden es wohl dieselben Gründe wie bei den Frauen sein.

Welche Methoden der Haarentfernung gibt es nun? Wenn man den Umfragen glauben darf, so greifen 70 % der Frauen zum Nassrasierer. Die

Nassrasur ist kostengünstig, schnell erledigt und kann einfach unter der Dusche durchgeführt werden. Die Nachteile dieser Art der Rasur sind die sogenannten Rasurpickelchen, ein Brennen im Schambereich sowie das Problem von eingewachsenen Härchen. Außerdem ist der rasierte Bereich eine ideale Stelle für eindringende Bakterien. Genitalwarzen können z. B. die Folge sein. Überdies wachsen die Stoppel bereits nach zwei Tagen wieder nach, sodass bald eine neuerliche Rasur fällig wird. Schamhaare wachsen übrigens circa ein Zentimeter im Monat und fallen nach sechs Monaten von selbst wieder aus.

Eine professionellere Art der Haarentfernung ist das „Brazilian Waxing Hollywood Cut" mit Kalt- oder Warmwachs. Hier werden alle Haare im Intimbereich entfernt, also auch an den Schamlippen und in der Pofalte. Beim „Brazilian Landing Strip" wird der Venushügel bis auf einen sogenannten Landungsstreifen („Landing Strip" bzw. „Irokese") entfernt. Beim „Brazilian Triangle" bleibt ein kleines Dreieck am Venushügel stehen. Die Prozedur kann man natürlich selber machen oder man begibt sich in ein professionelles „Waxing Studio". Eine Behandlung kostet zwischen 20 und 60 Euro, ist nicht ganz schmerzlos und muss alle zwei bis vier Wochen wiederholt werden. Beim „Waxing" wird zuerst kaltes oder heißes Wachs mit einer Spachtel auf den Intimbereich aufgetragen und anschließen direkt oder mit einem Vliessstreifen abgezogen. Beliebt sind auch Enthaarungscremen, die auch gerne zur Enthaarung der Beine verwendet werden. Im Kommen ist auch das

„Sugaring". Hier wird eine Zuckerpaste (Halawa) zur Epilation verwendet. Neu ist ebenfalls die Laserbehandlung, bei der ein Laserstrahl zur Entfernung der Haare zur Anwendung kommt.

Ob mit Busch oder ohne, ob teilrasiert oder unten ohne, frau sollte sich wohlfühlen im Intimbereich. Doch die Industrie schneidet mit, und das ganz ordentlich. Es ist daher in ihrem Interesse, Frauen glatt zu zeigen, und das wird gehörig ausgenutzt.

Nicht duschen, schön sein und stinken?

Sauber, am besten porentief rein wollen wir alle sein, und zwar immer. Stolze 93 % der Deutschen duschen daher oft und gerne, weil sie es hygienisch finden, so eine Forsa- Studie. Aber ist eine so ausgeprägte Reinlichkeit überhaupt erstrebenswert – zumindest aus der Sicht unseres größten Organs, der Haut? War vor Jahren noch das Baden das Nonplusultra, so hat sich in letzter Zeit immer mehr das Duschen durchgesetzt. Erstens ist es gesünder, weil beim Baden die Haut wesentlich länger dem schädlichen Einfluss der Seife (Schaumbad) ausgesetzt ist. Das führt zur Austrocknung der Haut, Ekzemen und anderen Erkrankungen, da der Säureschutzmantel der Haut geschädigt wird. Zweitens verbraucht es weniger Wasser. Aber ist die tägliche Dusche am Morgen oder am Abend überhaupt sinnvoll und notwendig? Kann man sich nicht auch mit einem Waschlappen die Achseln, den Genitalbereich und die Füße reinigen? Etwa Duschen jeden zweiten Tag oder einmal bis zweimal die Woche? Dieser neue Trend kommt, wie immer, aus den USA und nennt sich „Cleansing Reduction", frei übersetzt Reinigungsschwund. Also das Gegenteil vom Waschzwang sozusagen. Besondere Verfechter dieses neuen Trends sind Hautärzte, Friseure und Umweltschützer. Friseure meinen, Shampoo und Wasser entziehen dem Haar und der Kopfhaut Talg, sodass die Haare fett und strähnig werden.

Prinz Harry soll sich nach einem Bericht der „Daily Mail" zwei Jahre lang nicht den Kopf gewaschen haben und soll mit Trockenshampoo glücklich gewesen sein. Angeblich soll auch Brat Pit auf alternative Reinigung setzen. Ist also der neue Trend die Dusche aus der Dose? Werden Deodorants, Trockenshampoos und Parfums der neue Renner? Lacht sich hier die Hygieneindustrie wieder ins Fäustchen?

Was sagen die Experten zum „Cleansing Reduction"? Das tägliche Duschen sei in unserer modernen Gesellschaft normal und schon fast ästhetische Pflicht. Aber es gäbe keine biologisch notwendigen Gründe dafür. Mehrmals tägliches Händewaschen, die einmalig tägliche Reinigung des Genitalbereichs sowie ein- bis zweimaliges Duschen pro Woche sei durchaus ausreichend. Steht uns da vielleicht eine Trendumkehr ins Haus? Hat nicht der moderne Mann eben erst begonnen, die Schönheit und Reinlichkeit für sich zu entdecken?

Das Duschen ist keine Erfindung der modernen Zeit. Bereits im antiken Griechenland gab es echte Duschen mit Wasserbehältern. Bis zur allgemeinen Verbreitung der Dusche dauerte es aber noch etliche Zeit. Erst Ende des 18. Jahrhunderts erkannte man, dass die Hygiene mit Wasser von wesentlicher Bedeutung ist. Die ersten Duschen führten um 1860 französische Streitkräfte ein. Es war eine ökonomische Hygienemaßnahme, mit der man in möglichst kurzer Zeit eine große Anzahl von Menschen sauber bekommen konnte. Ab 1880 wurden Einzelkabinen in Gefängnissen, Internaten und Kasernen errichtet und später hielten sie Einzug in öffentliche Badeanstalten. Unsere heutigen Duschen sind Massagebrausen und werden in dieser Form erst seit etwa 1970 verwendet.

Wie sieht es mit der Praxis des Duschens aus? Nehmen wir an, wir übernachten in einem Hotel. Je nach Geldbeutel werden wir ein großes Badezimmer vorfinden, mit Badewanne, Dusche und getrennter Toilette. Im Dreisterneschuppen ist es allerdings recht oft eine zu einem sogenannten Badezimmer umgestaltete zwei Quadratmeter große Abstellkammer mit einer Duschkammer neben der Klomuschel. Häufig findet man aber auch eine Badewanne mit einem Duschkopf vor. Ich liebe den legendären Plastikduschvorhang, der, physikalischen Gesetzen gehorchend, beim Duschen hartnäckig am Körper klebt und sämtliche Reinigungsversuche ad absurdum führt. Ich liebe den Schimmel, der in den Fugen sprießt. Ich liebe es, wenn ich um sechs Uhr morgens vom Geplätscher des Nachbarn aus dem Schlaf gerissen werde, speziell wenn ich mir dabei sein „O sole mio" anhören muss. Doch rein rechtlich ist es in Ordnung. Laut Gesetz darf während der ganzen Nacht geduscht werden, wirklich, so steht es geschrieben. Ich liebe es, wenn die Wasserstrahlen überall hinzielen, nur nicht auf meinen Körper, und ich liebe es, wenn der Temperaturregler so eingestellt ist, dass ich mich zwangsweise verbrühen muss. Auch berauscht mich die Vorstellung, dass der Vorleger eine Pilzkolonie beherbergt.

Zum Duschen benötigt man neben dem Wasser noch irgendein seifenartiges Medium, meistens ein Duschgel. In einfachen Hotels ist das nicht selten ein „Hair and Body"-Kombinationsgel, das ist die bekannte auf den Kopf montierte Plastikflasche, aus der meistens nichts mehr herauskommt. Bessere Hotels rühmen sich für ihre gut sortierten Gratiskosmetikartikel. Für daheim hat man im Drogeriemarkt die Auswahl an fünfzig verschiedenen Duschgel-Produkten oder Seifen. Diese tensidhaltigen Produkte gibt es in allen nur erdenklichen Farben, mit den ausgefallensten Gerüchen und Namen:„Luxurial Moments", „Morning Vitality",„Energy",„Absolute Relax", „Diamond Touch", „Mandarine küsst Zitronengras", „Limette küsst Minze",„Mach mich glücklich", „Super Playboy for Men" mit den Duftnoten Ananas, Mandarine, Mandel, Vanille und weiß der Kuckuck noch alles. Je trockener und empfindlicher die Haut, desto pH-neutraler und rückfettender sollte das Medium sein. Der neuste Schmäh der Kosmetik-Industrie ist ja, dass man zwei Produkte zum Duschen braucht, ein Duschgel und eine Duschcreme. Wer seine Haut besonders schützen möchte, der muss sich in der Apotheke tensidfreie Duschprodukte für sündteures Geld kaufen. Auch die Naturkosmetik hat ihre Absatzchance entdeckt und bietet ebenfalls zahlreiche Produkte zu diesem Thema an. Des Weiteren wird zum Duschen noch ein Haarshampoo verwendet. Je sparsamer der Einsatz, desto besser für das Haar. Ob für trockenes, strapaziertes, schuppiges, fettiges, strohiges, schwer zu kämmendes oder eben nur für ganz normales Haar. Jedem Tierchen sein Pläsierchen. Spezialshampoos sollen das Haar wieder geschmeidig, gut kämmbar, glänzend und voll machen. Für einen gepflegten Kopf wird hierzulande tief in die Tasche gegriffen. Rund 230 Millionen Euro geben allein die Österreicher jährlich für ihren gepflegten Kopf aus, also für Waschen, Kuren, Stylen und Färben. Eingefleischte Duschfreaks verwenden zum Duschen auch eine Rückenbürste. Das Abtrocknen mit dem Handtuch letztendlich sollte, um die Haut zu schützen, eher ein Abtupfen sein.

Was haben wir also gelernt? Vielleicht sollten wir wieder ein wenig zurückrudern. Keine ausufernde, exzessive Reinlichkeit. Zurück zur Natur, weniger Kosmetikprodukte oder doch sogar „Cleansing Reduction"?

Frauen sind der Grund, dass Männer sich waschen, oder?

Männer sind schmutziger als Frauen. Es klingt wie ein Klischee, ist aber bittere ekelige Wahrheit: Männer legen offenbar weniger Wert auf Hygiene und Sauberkeit als Frauen.

Nach einer Online-Umfrage der Männerzeitschrift „Men's Health" wechseln 49 % der Befragten nur einmal im Monat die Bettwäsche, 9 % sogar nur einmal im Jahr. In amerikanischen Toiletten wurden per Videokamera Aufnahmen zum Waschverhalten der Amerikaner gemacht. Jeder dritte Mann verzichtet auf das Händewaschen nach dem Gang zur Toilette. Bei den Frauen ist es nur jede Zehnte. Wurden Männer aber danach befragt, so gaben sie zu 98 % an, sich die Hände gewaschen zu haben. Das stinkt zum Himmel: 38 % der Männer in Deutschland wechseln nach einer anderen Umfrage nur alle paar Tage ihren Slip und mit zunehmendem Alter wird es immer schlimmer. Bei Frauen hingegen sind es nur 19 %. Im Alter von 14 bis 34 Jahren wechseln sogar neun von zehn Frauen täglich ihren Slip. Auf wirkliche Stinker trifft man aber nur selten. Müffelfaktor Unterhose: Immerhin wechseln 5 % der Männer nur einmal pro Woche ihren Slip.

Bei der Körperpflege bestehen allerdings keine großen Unterschiede: 39 % der Frauen duschen täglich, bei den Männern sind es 37 %. Bei den über 55-Jährigen klettern allerdings nur mehr

16 % der Männer und Frauen in die Dusche.

In puncto Sauberkeit liegen die Männer nur bei den Haaren vorne. 24 % greifen täglich zum Shampoo, bei den Frauen sind es nur 16 %. Bei den wenigen Haaren, die viele Männer haben, wird sich Frau denken, ist das Haarewaschen ein Klacks. Kein Wunder also.

Warum aber sind Männer unsauberer als Frauen? Haben Sie sich das schon einmal gefragt? Vielleicht weil sie bei der Arbeit von Haus aus dreckiger werden, mehr schwitzen, mehr Ausdünstungen haben. Ein Mechaniker, ein Kohlebergarbeiter, ein Rauchfangkehrer, ein Fischereiarbeiter, sie alle kommen am Abend durch und durch dreckig und vielleicht auch stinkend nach Hause. Vielleicht sind sie dann einfach nur zu bequem und faul, sich täglich gründlicher zu reinigen als der Durchschnittsmann. Das kann sich bald zu einer Stinkbombe summieren. Oder ist es eher genetisch bedingt? Nach Umfragen haben Frauen mehr Angst vor Bakterien sowie ansteckenden Krankheiten und empfinden eher Ekel als Männer. Frauen vermeiden eher das Berühren von Haltegriffen und Kopfstützen in Straßenbahnen, ja sie vermeiden sogar eher den Händedruck als die Herren der Schöpfung. Ein Drittel der Frauen verspüren auch nach der Benutzung von Bankomaten oder Fahrscheinautomaten den Drang, sich die Hände zu waschen.

Sicher ist der Reinlichkeitsdrang auch Erziehungssache. Kinder neigen von Haus aus zum Schmutzigsein. Werden Mädchen eher zur Reinlichkeit erzogen als Knaben? „Männer sind

Schweine" singt die Popband „Die Ärzte" und sie wird wohl wissen, was sie da meint. Böse Zungen behaupten, dass Männer sich nur für die Frauen waschen, und nicht einmal das. Jeder vierte Mann wäscht sich nicht vor dem Sex.

„Nicht waschen, ich komme in drei Tagen!"

Spontansex oder Waschen vor dem Geschlechtsakt – das ist hier die Frage. Die meisten Frauen wünschen sich, dass der Mann duscht, bevor es zur Sache geht, zumindest den Penis sollte er sich waschen, besonders wenn er Oralsex erwartet. Wie sieht es dann mit dem Spontansex aus, den Frauen doch auch so lieben Liebesbezeugungen im Freien oder tagsüber in der Wohnung – Sex nach dem Aufwachen, Mundgeruch inklusive?

Petra und Herbert sind um die 50. Sie sind jetzt zwölf Jahre verheiratet, beide sind Büroangestellte und als sehr ordentlich und reinlichkeitsliebend bekannt. Ihre anfängliche feurige Liebe ist einer gewissen Zuneigung gewichen. Gewohnheit hat sich breitgemacht, beide sind sich sehr ähnlich. Der Freitag ist ihr magischer Tag. An diesem Abend steht jede Woche ein Highlight auf dem Programm, ein Theaterbesuch, ein schickes Essen, ein Besuch bei Freunden oder ein Kinoerlebnis. Eine gewisse Vorfreude macht sich an diesem Abend breit, denn Freitag ist auch ihr Sexualtag. Da sich das mit der Zeit so ergeben hat, wird auch an diesem Abend der Reinlichkeit ein besonderes Augenmerk geschenkt. Eine gemeinsame Dusche oder ein Bad zu zweit leitet meistens das Ritual ein. Dann geht es zur Sache. Es ist jedes Mal sehr schön, aber eben nicht mehr etwas Besonderes.

Unmittelbar nach dem Liebesakt gehen beide hintereinander ins Bad, um sich zu reinigen. Petra steckt sich ein Stückchen Toilettenpapier zwischen die Beine, dann schläft jeder für sich rasch und zufrieden ein.

Isabella und Harald hingegen sind jünger. Isabella ist 28, Herbert 35. Sie ist Schauspielerin, er Journalist. Sie sind erst drei Jahre verheiratet und sind noch sehr ineinander verliebt. „Ich liebe dich mehr als je zuvor", pflegt sie immer zu sagen, wobei sie ihn dabei meistens auf die Wange küsst. Da sie beide gut verdienen, reisen sie gern und häufig um die ganze Welt. Sie gehen spielerisch und ungezwungen miteinander um, sodass es oft zu spontanen sexuellen Handlungen kommt. Sei es am Boden, am Klavier, in der Küche und speziell im Urlaub in der freien Natur, überall, wo es sie überkommt, lassen sie ihrer Lust freien Lauf. Dabei kann es schon einmal vorkommen, dass sie mit ihren heißen Lippen seinen Penis verwöhnt oder er in sie hinten eindringt. Hier wird vorher nicht groß gewaschen, obwohl auch sie sehr reinlichkeitsliebend sind. Beide duschen sich in der Früh, auch am Abend erfolgt eine gründliche Reinigung mit der Hand. Zweimal täglich werden die Zähne geputzt, Isabella reinigt ihre Zähne außerdem nach jeder Hauptmalzeit und geht regelmäßig zur Zahnreinigung. Herbert liebt den Duft ihrer erregten Scham und dass sie manchmal nach etwas Urin riecht, törnt ihn eher noch an. Menschen sind eben verschieden. Nicht wenige Männer – sie sind ja, wie wir wissen, Schweine – lieben den Geruch einer nicht frisch gewaschenen und nicht parfümierten Frau. „Nicht waschen, ich komme in drei Tagen", ließ Napoleon seiner Josephine in einem Brief von einem verlässlichen Boten zukommen, als ein Feldzug zu Ende ging. Warum ist das so? Nun, es konnte wissenschaftlich nachgewiesen werden, dass es nicht das Parfüm ist, das Männer sexuell erregt und wahnsinnig macht, sondern sogenannte Kopuline, ein Gemisch von kurzkettigen Fettsäuren, das sich im Vaginalsekret befindet und besonders zum Zeitpunkt des Eisprungs produziert wird. In einem Experiment mit 80 Männern konnte gezeigt werden, dass der Testosteronspiegel steigt, wenn Männer an mit Kopulinen vermengtem Wasserdampf schnüffeln. Außerdem schwand die Urteilskraft, was die Attraktivität von Frauen betraf. „Lässt man einen Mann Kopuline riechen, so bricht die Fähigkeit, die Attraktivität einer Frau zu beurteilen, völlig zusammen", resümierte der Testprofessor.

Auch Pheromone werden in der Haut der Vulva gebildet, die diesen Effekt noch verstärken und sich im Schamhaar verfangen. Dieses kostbare Sekret also wegwaschen? Auch Männer produzieren Pheromone in den Achselhöhlen und im Genitalbereich. Achsel- und Schamhaare ab und einen Deoroller drüber – ein Lustkiller? Jeder muss das für sich entscheiden. Warum schnüffeln manche Männer gerne zur sexuellen Erregung an weiblichen Unterhosen? Sind wir Männer wirklich alle „Trüffelschweine"?

Macht übertriebene Intimhygiene krank?

Eine Frau um die 30, nennen wir sie Susan, ist Stewardess bei einer amerikanischen Fluglinie. Sie ist das, was man eine gesunde Reinheitsfanatikerin nennt. Schon als Kind hat man ihr beigebracht, dass Popo und was man so als Lulu bezeichnet etwas Schmutziges ist und dass jede Art von Körperausscheidungen ekelig ist. Susan ist überall rasiert, verwendet Intimspray und stündlich Deos, da sie in ihrem Beruf ständig schwitzt. Sie ist auffallend geschminkt, wie es in dieser Brache, besonders in den USA, so üblich ist. Sie ist stets nach der neuesten Mode gekleidet. Wenn sie ihre Tage hat, so ist das für sie ein Drama. So gut es eben der Beruf zulässt, wechselt sie laufend ihre Tampons, zur Sicherheit verwendet sie zusätzlich Binden. Jeder Toilettenbesuch ist für sie eine kleine Katastrophe. Die vielen Bakterien, die nicht immer aktuell geputzten WCs, die eingetrockneten Tropfen auf der Klobrille und schließlich ihre eigenen Körperausscheidungen ekeln sie an. Der vermeintliche Geruch der heruntergezogenen Unterhose macht sie fast wahnsinnig. Sie setzt sich niemals hin, sondern verrichtet ihre Notdurft in Hockstellung und wäscht sich anschließend ausgiebig im Intimbereich und reinigt danach natürlich auch ihre Hände. Susan wechselt zweimal täglich ihren Slip, vor dem es ihr graust. Sie sieht zu, dass der Wäschekorb daheim nach Möglichkeit immer leer ist und kocht ihre Wäsche immer aus. Unterwegs im Ausland entsorgt sie ihre Slips schon auch einmal auf andere Weise gänzlich. Natürlich duscht sie morgens und abends ausgiebig und braucht schon einmal 30 Minuten im Bad, bis sie fertiggestylt ist. Besonderes Augenmerk schenkt sie, wie könnte es auch anders sein, der Intimhygiene. Um ganz sicher durch und durch rein zu sein, spült sie sich täglich zweimal die Vagina mit einem in der Apotheke erworbenen Präparat. Aus Angst vor Ansteckungen im Genitalbereich meidet sie öffentliche Bäder und Thermen. Bei ihren gelegentlichen Sexualkontakten, besonders im Ausland, verwendet sie selbstverständlich stets ein Kondom und führt auch hier hinterher sofort eine Scheidenspülung durch. Dennoch, als sie eines Tages in Bangkok einen übel riechenden Ausfluss bei sich bemerkte, drehte sie fast durch. Wie konnte das nur sein?„Jede Frau hat mindestens einmal in ihrem Leben eine Scheidenentzündung", brummte der sofort aufgesuchte Frauenarzt vor sich hin und verschrieb unserer Stewardess Scheidenzäpfchen, die sich Susan mit großem Widerwillen einführte. Von nun an wurden ihre Reinlichkeitsrituale noch mehr verschärft, was sie aber nicht vor einer weiteren Entzündung im nächsten Jahr bewahrte. Was war geschehen? Ist übertriebene Intimhygiene also wirklich schädlich?

Die Antwort ist ein klares Ja. Scheidenspülungen sind tabu. Die Vaginalflora muss erhalten bleiben. Die Schleimhaut des Intimbereichs ist im gesunden Zustand mit einem Schutzmantel von unzähligen, genau aufeinander abgestimmten

Mikroorganismen, der Scheidenflora, bedeckt. Darunter sind es vor allem die Milchsäurebakterien, die den Säuregrad der Vagina bestimmen und damit den natürlichen Abwehrmechanismus im Kampf gegen Infektionen aufrechterhalten. Um den pH-Wert der Scheide und die Zusammensetzung der gesunden Vaginalflora nicht zu gefährden, sollten Pflegeprodukte im Bereich der kleinen Schamlippen am besten gar nicht verwendet werden. Scheidenspülungen sind ohnehin tabu. Meistens genügt warmes Wasser zur Pflege des Intimbereichs. Sollte man sich aber doch zu einem Pflegeprodukt entscheiden, was die meisten Frauen wohl tun werden, so sollten die Präparate frei von Seife, Parfüm und Alkohol sein, um den natürlichen pH-Wert des Intimbereichs zu erhalten. Auch kommt es auf die richtige Wischbewegung beim Stuhlgang an. Sie sollte niemals vom After in Richtung Scheide geführt werden, um eine Verschleppung von Kolibakterien in die Vagina zu vermeiden.

Sollte kein Kondom verwendet werden, so spielt die Intimhygiene des Mannes auch für die Frau, was den gesundheitlichen Aspekt angeht, eine große Rolle. Scheidenentzündungen und Infektionen wie z. B. eine bakterielle Vaginose oder eine Candidose, ja sogar der Gebärmutterhalskrebs können durch eine gründliche Säuberung des Penis vor dem Geschlechtsverkehr vermieden werden.

Eine gesunde Scheide ist sauer – und das ist gut so. Eine gesunde Scheide reinigt sich von selbst! Übertriebene Hygiene ist so schädlich wie keine!

Die neun Todsünden der Intimhygiene – was Männer hassen

In Sachen Intimhygiene wird's schwierig. Der perfekte Frauenkörper soll zwar angenehm duften, aber nicht klinisch sauber sein.

Jens P.(33 J.), Friseur: „Es gibt eigentlich nicht viele Dinge bei einer Frau, die mich abstoßen, wenn ich mit ihr im Bett bin. Aber was mich richtig anekelt, das sind Achselhaare. Das kommt öfters vor, als man denkt."

Roland H.(29 J.), Verkäufer: „Wenn ich meine Freundin mit der Zunge verwöhne, so bin ich eigentlich nicht richtig scharf auf den Seifengeruch nach dem Duschen. Wenn ich die Wahl habe, so ist mir ein natürlicher Duft tausendmal lieber als eine steril gereinigte Zone."

Klaus W. (56 J.), Portier: „Wenn ich Sex von hinten praktiziere, so kann ich auf den Geruch, der dabei von manchen Frauen aufsteigt, gerne verzichten. Das törnt mich ordentlich ab."

Florian K. (30 J.), Schauspieler: „Ich bin ein Fußfetischist. Lackierte Zehennägel sind ein Pluspunkt, aber was ich persönlich absolut verabscheue, ist Hornhaut. Das geht echt zu weit. Wenn ich euch Frauen einen Tipp geben darf: Kümmert euch um eure Füße, denn sie sind ein hervorragendes Verführungsmittel!"

Sven J. (30 J.), Fotograf: „Ich bin echt kein Reinlichkeitsfanatiker, aber wenn ich zu einem

Mädel ins Haus komme und die Bettwäsche ist voll Nutellaflecken, Katzenhaaren, Blutflecken und Spermaresten und sieht auch sonst aus, als wenn sie zwei Monate nicht gewechselt worden wäre, dann kann ich einfach nicht."

Gustav R. (24 J.), Student: „Es gibt nichts Öderes als eine Frau, die unmittelbar nach dem Sex aufspringt und ins Bad rennt und sich ordentlich wäscht, um sich meines Spermas zu entledigen."

Rüdiger M. (38 J.), Mechaniker: „Ich verstehe einfach nicht, warum sich Frauen weigern, mit einem Mann zu schlafen, wenn sie die Regel haben. Ich kenne viele Männer, die sich daran überhaupt nicht stören, selbst wenn vielleicht dabei ein paar Vorsichtsmaßnahmen nötig sind."

Gustav M. (32 J.), Büroangestellter: „Im Großen und Ganzen komme ich mit allem gut zurecht. Ein absolutes No-Go ist aber der Geruch von Schweißfüßen, wenn ich eine Frau so nehme, dass ich ihre Beine fest zu meinem Gesicht ziehe."

Manfred M. (55 J.), Schaffner: „Was mich schlapp macht, das ist, wenn die Frau unmittelbar vorm Sex noch ins Bad hüpft, um sich zu waschen. Dann ist alles aus bei mir."

Wenn Waschen zum Zwang wird

Die Grenzen zwischen Reinlichkeit und einem krankhaften Wasch- bzw. Reinigungszwang sind fließend. Der Mediziner nennt diese Zwangserkrankung Ablutomanie.

Martha ist 42 Jahre, Hausfrau, verheiratet, Mutter zweier Kinder und leidet seit Jahren an dieser Krankheit. Sie hat generell eine panische Angst vor Schmutz und Bakterien und geht daher kaum mehr außer Haus. Ihr Mann muss die meisten Besorgungen erledigen. Sie schüttelt niemandem mehr die Hand, empfängt kaum jemanden mehr daheim und wäscht sich stundenlang die Hände, bis sie bluten. Sie duscht sich mehrmals am Tag mit aggressiver Seife, sodass ihr Körper mit Ekzemen übersät ist. Sie räumt die Wohnung ständig auf, kehrt stundenlang den Boden; selbst wenn am Flur jemand vorbeigeht, wischt sie anschließend die Stiegen auf. Sie sieht die Unsinnigkeit ihres Verhaltens ein, leidet darunter, kann sich aber nicht dagegen wehren. Der Reinlichkeitsdrang ist übermächtig. Die ganze Familie leidet darunter, der Mann spricht von Scheidung, die Kinder leben mehr bei der Oma als zu Hause. Die Ursachen dieser Störung sind unbekannt. Man geht von einer Kombination von verschiedenen Faktoren aus: Erfahrungen in der Kindheit mögen eine Rolle spielen. So kann der Waschzwang schon im Kindesalter auftreten. Eine Erziehung, in der die Eltern zwanghaft ängstlich in puncto Sauberkeit sind und sehr strenge Maßstäbe setzen, kann zu einer allgemeinen Verunsicherung führen. Eine Krise, z. B. der Tod eines Angehörigen, berufliche Überforderung oder eine Trennung können schließlich zur Manifestation der Erkrankung beitragen. Eine Störung der Botenstoffe im Gehirn wird ebenso diskutiert. Insbesondere leistungsorientierte, perfektionistische und empfindsame Menschen sind von dieser Zwangserkrankung betroffen. Einer der bekanntesten Betroffenen war der amerikanische Multimillionär Howard Hughes, den zeitlebens eine panische Angst vor Schmutz und Bakterien beherrschte.

Welche Behandlungsmöglichkeiten gibt es? Meistens ist ein stationärer Aufenthalt in einer psychosomatischen Klinik erforderlich. Der wirkungsvollste Therapieansatz ist die Verhaltenstherapie im Rahmen einer Psychotherapie. Hierbei werden die Betroffenen schrittweise mit ihren Ängsten konfrontiert. Ziel ist es, dass die Patienten mit Situationen, die ihre Ängste und Zwangshandlungen auslösen, wieder normal umgehen lernen. Beispielsweise lernt jemand, der unter Waschzwang leidet, es auszuhalten, nicht seine Hände zu waschen, nachdem er sich vorher schmutzig gemacht hat. Meistens wird die Therapie auch vorübergehend mit Psychopharmaka unterstützt. In den meisten Fällen ist eine wirksame Hilfe möglich. Zumindest können die Betroffenen lernen, ihre Zwänge besser zu kontrollieren. Sie können bestimmte Zwangsrituale weglassen

und sind in ihrem Alltag nicht mehr so eingeschränkt.

Ganz anders, ja quasi umgekehrt, sieht es bei
Menschen aus, die an Depressionen leiden. Diese
Erkrankung geht mit Traurigkeit, Herabge-
stimmtheit, Lustlosigkeit und Antriebsschwäche
einher. „Herr Doktor, mir geht es in der Früh so
schlecht, dass ich mich kaum mehr pflegen kann.
Das Zähneputzen und Duschen kostet mich
wahnsinnige Kraft und Überwindung“, hört man
die Patienten oft sagen. Ja, manche Menschen
waschen und duschen sich tage- und wochenlang
überhaupt nicht mehr. Auch die Arbeit im Haushalt geht nicht mehr so leicht von der Hand. Das,
was früher mit Leichtigkeit zu erledigen war, Putzen, Aufwaschen, Kochen, benötigt plötzlich einen
unerhörten Aufwand. Dies ist ein Alarmsymptom
und muss jeden Angehörigen und Arzt hellhörig
machen. Depressionen sind sehr häufig. Jede vierte
Frau und jeder fünfte Mann erkranken im Laufe
ihres Lebens an dieser Krankheit. Leider wird sie
noch viel zu wenig erkannt und die Dunkelziffer
ist sehr hoch, obwohl diese Störungen mit modernen Medikamenten und mithilfe der Psychotherapie leicht zu behandeln sind.

Schließlich tritt eine Verwahrlosung naturge-
mäß bei altersschwachen und dementen Menschen
auf. Es ist ein Irrglaube zu denken, dass sich ältere
Menschen weniger waschen als junge. Als Arzt ist
man oft erstaunt, mit welcher Hingabe und Akri-
bie sich gerade alte Menschen im Spital säubern,
solange sie noch mobil sind. Demente Menschen
pflegen sich allerdings nicht mehr und sind auf

Fremdhilfe angewiesen.

Auch bei der Schizophrenie kommt es zu Störungen im Waschverhalten. Es gibt kaum eine psychische Erkrankung, die nicht mit einer Änderung des Körperpflegverhaltens einhergeht.

50 plus und andere Gemeinheiten

Die Industrie hat eine neue Zielgruppe entdeckt, die Menschheit der zweiten Lebenshälfte. Nachdem junge Menschen ausreichend ausgeschlachtet und ausgepresst wurden, sodass eine Umsatzsteigerung kaum mehr möglich erscheint, widmet man sich der älteren Generation. Wer 50 plus ist, der hat zu leiden: Die Haut wird schlaff und faltig, sie trocknet aus und wird pigmentiert. Die Regel bleibt aus, die Menopause klopf an der Tür. Frau wird depressiv, lustlos, hat Hitzewallungen und Kopfschmerzen. Die Scheide wird trocken, das Haar spröde und fällt aus, das dritte Gebiss wird fällig, Gelenke und Wirbelsäule schmerzen. Um noch mehr herausholen zu können, wird auch der alternde Mann ins Visier genommen: „Menopause des Mannes", heißt das Zauberwort. Der Testosteronspiegel fällt ab, die Erektion lässt nach, die Prostata wird größer. Der Mann geht nun viermal nachts aufs Klo, interessiert sich plötzlich für junge Mädchen.

Die Spannkraft der Haut verringert sich, die letzten Haare fallen aus. Die Vitalität und das Gedächtnis lassen nach. Das Seh- und Hörvermögen verschlechtern sich. All das muss bekämpft und behandelt werden, will uns die Industrie glauben machen. Die Werbung im Fernsehen führt es uns ja tagtäglich vor, wie man alt und gebrechlich wird, was man dagegen tun muss, was in ist, wie man es besser machen kann, wie wir wieder jünger werden. Vor 40 Jahren ist man mit 50 gestorben, heute wird man 100 Jahre alt. Anti-Aging heißt das Schlüsselwort, und wenn man ganz still ist, so hört man förmlich, wie die Euros in die Kassen der Apotheken, Drogeriemärkte und Discounter purzeln.

Frau und Mann brauchen „Leaton", Ginseng, Hormone, Vitamine, Spurenelemente, Tag- und Nachtcreme mit Anti-Aging-Funktion, Kollagen, Feuchtigkeit, Scheidenzäpfchen bzw. Viagra, Kürbiskernextrakte und sonstige Prostatamedikamente. Singles brauchen Partner. Partnervermittlungen für 50-plus-Leute schießen wie Pilze aus dem Boden. Reisen werden speziell für das ältere Publikum konzipiert, 50-plus-Magazine herausgegeben. Um noch gezielter die ältere Generation schröpfen zu können, werden konkrete Umfragen gestartet.

20 % der über 50-Jährigen verbringen zwei Stunden täglich im Garten. Das ist ein enormes Marktpotenzial. Darauf muss reagiert werden, es müssen spezielle Werkzeuge für Senioren entworfen werden. Eine Generation neuester ausgeklügelter Hörgeräte muss her, spezielle Telefone für Senioren müssen konzipiert werden. Eine eigene Internetseite und Bücher für Senioren werden geschrieben, Kleidung entworfen, Fernsehsendungen angepasst. Geh- und Sehhilfen werden produziert. Es gibt nichts, was man einem 50-plus-Menschen nicht andrehen könnte. Gibt es den Artikel nicht, so wird er speziell für ihn erfunden. Wie soll man sich als Angehöriger dieser Generation gegen diese Übermacht wehren? Generalstreik? In zehn Jahren

wird die Industrie die nächste Zielgruppe entdecken: Die 80-plus-Generation!

Geschniegelt vom Scheitel bis zur Sohle

Längst ist es mit dem reinen Waschen nicht mehr abgetan. Der moderne Mensch von heute braucht eine viel ausgeklügeltere Körperpflege, so zumindest will es die Hygieneindustrie uns glauben machen. Das beginnt schon einmal bei den Haaren. Wie oft soll man sie waschen? Täglich, wenn es nach den „Kosmetikfritzen" geht. Wie wäscht man seine Haare richtig?

Erstens Spray- und Styling-Rückstände sanft ausbürsten. Dann Haare in nur lauwarmem Wasser waschen, dabei nie rubbeln und reiben, sondern nur sanft aufkneten. Nun kommt es: Jedes Haar braucht sein spezielles Shampoo: Normales Haar ein mildes, fettiges Haar ein Kräuter-Shampoo mit viel Chemie, schuppiges Haar ein aggressives Anti-Schuppen-Shampoo, gefärbtes Haar ein Aufheller-Shampoo, für das alternde Haar gibt es natürlich Spezialshampoos usw. Fragen Sie Ihren Friseur und er wird Ihnen ein sündteures Präparat empfehlen.

Was Ihnen die Industrie nicht sagt: Weniger ist mehr. Je weniger Sie von diesem aggressiven Zeug verwenden, desto besser ist es für Ihr Haar. Anschließend sollten Sie die Haare lange ausspülen, mindestens fünfmal so lang, wie Sie es gewaschen haben. Dieses Teufelszeug muss ja wieder heraus.

Natürlich gibt es 25 verschiedene Präparate für die Spülung. Eine halbe Tasse Essig mit einem halben Liter Wasser vermischt erfüllt allerdings den gleichen Zweck und sorgt für den erwünschten Glanz. Des Weiteren das Haar behutsam trocken drücken, denn nasses Haar ist sehr empfindlich. Man sollte es nie bürsten. Die Schuppenschicht, die durch das Waschen aufgequollen ist, könnte verletzt werden. Mit grobzinkigem Kamm das Haar von den Spitzen her nach oben vorsichtig durchkämmen. Nun folgt eine Kopfmassage mit einer meist alkoholhaltigen und stark parfümierten Tinktur, die natürlich beim Friseur extra zu löhnen ist. Es soll die Durchblutung anregen und dem Haar Kraft und Fülle geben. Mit den Fingerkuppen beider Hände wird mit kreisenden Bewegungen von den Schläfen zur Kopfmitte und vom Nacken zur Stirn die Kopfhaut massiert. Der Haupteffekt ist: Es ist angenehm. Anschließend wird das Haar 15 Minuten vorgetrocknet, bis es schlussendlich geföhnt wird. Hier muss natürlich ein spezieller Föhnschaum her, der das Haar in Form hält. Zu guter Letzt kommt der von mir so gefürchtete Haarspray, der mir, wenn ich beim Friseur bin, die Luft zum Atmen wegnimmt und einen Hustenanfall auslöst. Von der Marter des Haarefärbens und der Dauerwelle sowie dem Haareschneiden will ich hier gleich gar nicht berichten. So, das waren erst die Haare.

Das Hauptaugenmerk der Kosmetik-Industrie ist auf das Gesicht und auf die Hände gerichtet, sind sie doch die sichtbaren Hautanteile des Menschen und unser Aushängeschild. Hierfür gibt es Präparate wie Sand am Meer, für jeden Hauttyp eine eigene Pflegeserie. Die Industrie unterscheidet normale, fettige, trockene, faltige, rissige, empfindliche, sonnengeschädigte, alte, pigmentierte und Mischhaut. Hektik, Stress, ungesunde Ernährung, Umwelteinflüsse, insbesondere die Sonne und das Rauchen schädigen unsere Haut und führen zu einer verminderten Schutzfunktion. Zusätzlich wird mit fortschreitendem Alter die Haut dünner, trockener und weniger elastisch. Die Fettschicht und die Kollagenfasern nehmen ab und die Faltenbildung nimmt zu. All das hat ein Marktpotenzial.

In den letzten Jahren hat sich die Medizin immer mehr mit der sonnengeschädigten Haut beschäftigt. Nicht nur dass sie mit zunehmender Sonneneinstrahlung unansehnlicher wird, sondern die Sonne hat auch eine krebsauslösende Wirkung. So hat man herausgefunden, dass besonders Sonnenbrand in der Jugend später im Alter zum Hautkrebs führen kann. Der schwarze Hautkrebs, das maligne Melanom, ist der gefürchtete Tumor, da er der böseste aller Krebsarten ist und fast immer, wenn er nicht rechtzeitig erkannt wird, tödlich endet. Es sind sowohl die UVB- als auch die UVA-Strahlung, die schädlich wirken, sodass auch der Besuch von Sonnenstudios bedenklich ist.

Das Gesicht sollte zweimal täglich gewaschen werden, wobei die Ohren nicht zu vergessen sind, die Hände mehrmals täglich mit einer milden Seife. Das anschließende Eincremen mit einer milden Creme macht die Haut geschmeidig, schützt vor dem Austrocknen und den Umwelteinflüssen. Wenn dann noch die sichtbaren Hautanteile, auch das Dekolleté, speziell bei Aufenthalten im Freien, mit einer Sonnenschutzcreme eingerieben werden, so hat man für seine Haut mehr als genug getan.

Doch welche Frau traut sich heutzutage schon, mit diesem scheinbaren Minimalprogramm zu fahren? Fragen Sie einmal eine Kosmetikerin, was diesbezüglich zu tun ist. Gesichtskosmetik – alles ein Schmäh? Reinigung, Peeling, Dampfen, Maske, Ampulle, Anti-Age-Pflegebehandlung, Aknebehandlung, Augenbehandlung, Ultraschall, Infrarot, Ionisierung und und und ... Bei www.idealo.at gibt es allein für Österreich 6 479 verschiedene Gesichtskosmetika. 6 479! Für eine ordentliche Gesichtsbehandlung können Sie gerne 80 bis 100 Euro löhnen. Dann diese hundert verschiedenen Tages- und Nacht-Anti-Aging-Cremes, die sich in Dosen befinden, die so klein sind, dass man kaum mit dem Finger hineinkommt. Sie kosten bis zu 100 Euro das Stück. „ÖKO-TEST" hat 24 Anti-Aging-Tagescremes unter die Lupe genommen. Ergebnis: Die teuerste ist auch die schlechteste im Test. Zwei getestete Produkte enthielten sogar Stoffe, die im Verdacht stehen, Krebs auslösen zu können. „ÖKO-TEST" kommt zu dem Schluss: Eine normale Feuchtigkeitscreme reicht! Es lohnt sich nicht, extra Geld für eine teure Anti-Aging-Creme auszugeben. Aus, basta, Schluss. Das sollte sich jede Frau hinter die Ohren schreiben. Meine Mutter war Pharmazeutin und arbeitete in einer Apotheke, die selbst eigene einfache Kosmetikprodukte herstellte. Platzierte man diese in der Auslage mit einem normalen Preis, so war der Absatz mäßig. Erst ein toller Name und eine Verdreifachung des Preises zogen die Käufer in Scharen an. Menschen wollen betrogen werden!

Ein besonderes Augenmerk widmen Frauen

den Augenbrauen und Wimpern. Hier wird gestutzt, gezupft, gestylt und gefärbt, was das Zeug hält. Auch hierzu gibt es hundert verschiedene Präparate. Von der Vielzahl der Lippenstifte, Puder und Parfüms will ich gar nicht reden.

Eine weitere Stange Geld können Sie für die Maniküre ausgeben. Kostenpunkt circa 50 Euro pro Behandlung. Im Nagelstudio sollten Sie auf die Hygiene achten. Werden Ihre Hände und die der Kosmetikerin desinfiziert? Trägt sie Handschuhe? Werden die Werkzeuge desinfiziert oder landen sie gleich wieder im Ständer? Gibt es frische Handtücher? Sind die Armauflagen abwaschbar? Ist der Raum sauber? Die Behandlungsmöglichkeiten der Nägel sind schier unendlich, die Auswahl der Nagellacke nicht enden wollend. Der Trend zu den ausgefallensten Kunstnägeln unübersehbar. Natürlich gibt es auch für die Nägel eine eigene Nachtcreme, wahlweise mit oder ohne Baumwollhandschuhe anwendbar.

Ein besonderes Kapitel will ich der Nabelpflege widmen. Der Nabel ist für uns Ärzte der Schlüssel zur Wahrheit. „Außen Hui, innen pfui", kann man in vielen Fällen nur sagen. Oft ist eine Frau oder ein Mann außen noch so sauber und gestylt, doch im Nabel finden sich die erstaunlichsten Dinger. Vom normalen übel riechenden Schmutz einmal abgesehen findet man nicht selten Nabelsteine, das sind durch Haare, Schweiß und Dreck mit der Zeit entstandene steinartige harte runde Gebilde. Beim Nabel kommt es nicht darauf an, wie er gereinigt wird, sondern dass er gewaschen wird. Am besten mit warmem Wasser, Seife und einem Wattestäbchen.

Die Fußpflege ist analog zur Maniküre und kann ebenfalls selbst gemacht werden, oder man besucht einen Kosmetiksalon oder eine Fußpflegerin. Hier ist es vor allem die Hornhaut der Fußsohle, die regelmäßig entfernt werden muss. Die tägliche Fußwäsche, am besten im Rahmen des Duschens, sollte eine Selbstverständlichkeit sein. Über die richtige Intimpflege wird im nächsten Kapitel berichtet.

Die drei Regeln der richtigen Intimhygiene

Die Reinigung des äußeren Genito-Analbereichs sollte eine Selbstverständlichkeit bei der täglichen Körperpflege sein. Dabei gilt: Richtig waschen, richtig rasieren und richtig kleiden. Während die einen locker mit der Intimhygiene umgehen, übertreiben es die anderen und handeln sich dabei allerlei Beschwerden ein. Zuviel ist genauso schlecht wie zuwenig. Die Scheide reinigt sich von selbst und sollte beim Waschen immer ausgespart bleiben. Prinzipiell genügt warmes Wasser für die Reinigung des Genitalbereichs, milde, pH-neutrale Seifen oder Duschgels können aber verwendet werden.

Bei Männern ist es wichtig, dass sie den Penis regelmäßig auch unter der Vorhaut reinigen. Etwaige Ablagerungen, das sogenannte Smegma, sollten vorsichtig entfernt werden, da sie in Verdacht stehen, virale Infektionen, z. B. durch HP-Viren, hervorzurufen. Genauso wichtig ist es, den Intimbereich anschließend gründlich mit einem Extrahandtuch abzutrocknen.

Der Trend zur Intimrasur ist nicht nur bei der Frau, sondern auch beim Mann in letzter Zeit unübersehbar, wobei auch vom medizinischen Standpunkt nichts dagegen einzuwenden ist. 88 % der deutschen Frauen rasieren sich im Intimbereich. Über die Techniken und Nebenwirkungen wurde schon an anderer Stelle dieses Buches berichtet. Gynäkologen empfehlen nach der Rasur ein rückfettendes Aftershave-Balsam zu verwenden, das die Haut desinfiziert und Irritationen vorbeugt. Und wieder freut sich die Industrie. Wie soll der Genitalbereich idealerweise „verpackt" werden? „Man soll im Genitalbereich luftige Verhältnisse schaffen", meinen die Frauenärzte, da die Haut hier besonders zur Feuchtigkeit neigt. Man sollte daher luftdurchlässige Unterwäsche aus Naturfasern verwenden. Baumwolle z. B. ist saugfähig und kann bei 60 Grad und mehr gewaschen werden. Dadurch verhindert man das Entstehen einer sogenannten „feuchten Kammer". Wenn nämlich Schweiß durch das Tragen von synthetischer Unterwäsche, von engsitzenden Hosen oder Slipeinlagen mit Plastikschutz nicht aufgesaugt wird, so sammelt sich Feuchtigkeit an und es entsteht ein Wärmestau. Dieses feuchtwarme Milieu ist der bevorzugte Nährboden von Pilzen, Bakterien und anderen Erregern. Ein Umstand, den Frauen auch während der Monatsblutung berücksichtigen sollten. Die wichtigste Hygiene-Empfehlung für die Zeit der Menstruation: Tampons statt Binden, weil sie das Blut noch im Körper aufsaugen. Das Problem der „feuchten Kammer" wird durch Binden nur noch verstärkt. Besonders bei kräftigeren Menschen kommt es in den Leisten- und Pofalten durch das feuchte Milieu und die Reibung zu einer Pilzinfektion, der Candida-Mykose. Die Haut wird rot, schmierig und übel riechend und muss mit speziellen Cremes behandelt werden. Dieselbe Hauterkrankung findet man auch in der Brustfalte von dickleibigen und vollbusigen

Frauen mit mangelnder Hygiene.

Nicht alle finden mit diesen Hygienemaßnahmen das Auslangen. Das Bedürfnis, sich in der Intimregion stets frisch und sauber zu fühlen und gut zu riechen, veranlasst speziell so manche Frau dazu, sich häufiger als nötig zu waschen und zusätzlich hautaggressive Intimlotions oder Sprays zu verwenden. Dabei ist Körpergeruch im Intimbereich bis zu einem gewissen Grad normal und kein Zeichen von mangelnder Hygiene. Die weibliche Scheide produziert laufend eine weißliche Flüssigkeit, den weiblichen Ausfluss, der bis zu einem gewissen Grad durchaus normal ist. Dieser Ausfluss hat die Funktion, Bakterien, Pilze und andere Erreger aus der Scheide zu spülen und ist für den individuellen Geruch der Frau verantwortlich. Außerdem werden von den Schweißdrüsen der Scham sowohl bei der Frau als auch beim Mann Pheromone, sogenannte Lockstoffe, erzeugt, die auf den Partner eine erregende Wirkung haben. Daher – sauber um jeden Preis?

Wie steht es mit veränderten Gerüchen im Genitalbereich? Selbst wenn sich der Geruch im Intimbereich verändert oder intensiver wird, muss das nicht unbedingt an mangelnder Reinlichkeit liegen. Oft ist dies ein Hinweis für eine bakterielle Besiedelung, sei es in der Scheide oder in der Blase. Wenn es also aus der Scheide riecht oder der Ausfluss zunimmt oder sich verfärbt, dann sollte man einen Facharzt aufsuchen und nicht in Eigenregie noch mehr waschen oder irgendwelche Zäpfchen aus der Apotheke holen. Nicht alles, was juckt, ist ein Pilz, und nicht alles, was brennt, ist bakteriell!

Übertriebene Reinlichkeit ist kein Garant dafür, vor Infektionen geschützt zu sein – im Gegenteil. Die gesunde Scheide ist nämlich nicht steril, sondern dicht mit Bakterien, z. B. den sogenannten Milchsäurebakterien, besiedelt, welche vor krankmachenden Keimen schützen. Werden diese Bakterien durch ein Zuviel an Hygiene weggewaschen und damit das saure Milieu der Scheide zerstört, so können sich andere gefährliche Bakterien und Erreger im Intimbereich ansiedeln und Infektionen hervorrufen. Aus diesem Grund ist es auch nicht sinnvoll, ja gefährlich, jedes Bakterium, das man in einer Vaginalkultur findet, mit einem Antibiotikum zu eliminieren. Man sollte wissen, dass das menschliche Immunsystem prinzipiell ganz gut mit Bakterien und Pilzen umzugehen weiß.

Wie sieht es mit der richtigen Analhygiene aus? Spätestens nachdem man den Roman „Feuchtgebiete" von Charlotte Roche gelesen hat, kennt man sich in diesen Gefilden aus. Ideal ist es, für einen regelmäßigen Stuhlgang zu sorgen. Zu harter und zu weicher Stuhl sind nicht ideal. Die Ernährung (Ballaststoffe) und das Trinkverhalten spielen diesbezüglich eine große Rolle. Man sollte nicht zu stark pressen und zu lange „sitzen",anschließend ein weiches, nicht parfümiertes Toilettenpapier benutzen und von vorne nach hinten wischen, um die Verschleppung der Kolibakterien vom Anus in die Scheide zu verhindern. Farbige und parfümierte Papiere können Allergien und Reizungen auslösen. Feuchttücher sollte man nur benutzen, wenn sie gut vertragen werden. In jedem Fall ideal ist die anschließende Reinigung der Analregion mit warmem Wasser ohne Seife. Die gelegentliche Rasur der Analzone kann erwogen werden. Nach einem Bericht der „SÜDDEUTSCHEN ZEITUNG" verbringen wir im Durchschnitt täglich 20 Minuten auf der Toilette. Wen wundert es da, dass es einen „Tag der Toilette" gibt, jedes Jahr am 19. November!

Körperhygiene im Wandel der Zeit

Hygiene ist in unserer heutigen modernen Gesellschaft eine Selbstverständlichkeit. Das war nicht immer so. Im Laufe der Geschichte hat sich das Hygieneverständnis – also das Verhalten, das unserer Gesundheit zuträglich ist – grundlegend geändert. Der Begriff stammt von der griechischen Schutzgöttin der Gesundheit, Hygieia. Im antiken Griechenland und im römischen Reich wurden Hygiene und Körperpflege großgeschrieben, ja regelrecht zelebriert. In den Städten gab es eine ausgeklügelte Wasserversorgung und Entsorgung. Gemeinschaftsbäder, Massagen mit duftenden Ölen, wohlriechende Cremes und Fingerwasserschalen zum Essen. Kleidung, Frisur, Körperpflege, Kosmetik und Sport standen bei den alten Griechen hoch im Kurs. Die Jünglinge waren glattrasiert und trugen halblanges, gewelltes Haar. Es war Mode, das Gesicht mit giftiger Bleiweißschminke zu schminken, dazu die Lippen mit Mennigrot zu betupfen. Es herrschte eine große Vorliebe für Düfte, die aus Naturessenzen gewonnen wurden. Bei den alten Römern hingegen standen Bäder mit Ziegen- und Eselsstutenmilch hoch im Kurs, um die Haut weich und geschmeidig zu machen. Man nahm Schwitzbäder, ließ sich massieren und salben. Überflüssige und lästige Körperhaare wurden vom Epilator, einem Sklaven, entfernt. In der Kosmetik sind uns viele

Rezepte der Gesichtspflege überliefert. Man verwendete kostbare Öle, Honig, Kleie und Früchte. Puder und Lippenschminke wurden auch von Männern benutzt.

Im Mittelalter ging das Verständnis für Hygiene und Körperpflege zunehmend verloren. Die Städte verkamen, es gab keine Kanalisation. Sämtlicher Abfall, das Abwasser und auch die Exkremente wurden einfach auf die Straße geschüttet und schwammen dort dahin. Seuchen wüteten. Lediglich die reichen Leute hoben sich vom Pöbel ab, indem sie private Bäder aufsuchten, sich einpuderten und sich nobel kleideten. Die privaten Badestuben dienten in erster Linie der Unterhaltung. Es gab Musik, Frauen und Essen. Der Bader übernahm Haarschnitt, Rasur, Haar- und Nagelpflege, Zahnziehen und Wundpflege.

In der Renaissance kamen die Pest und die Syphilis dazu, und da die Leute die Erreger nicht kannten, nahmen sie an, die Krankheiten würden durch das Wasser über die Hautporen übertragen werden. Als logische Konsequenz mied man das Wasser und „wusch" sich mit Puder und Parfums.

Das 16. und 17. Jahrhundert gelten als die „schmutzigste Zeit" im Laufe der europäischen Geschichte. Während Königin Elisabeth I. behauptete, sie bade einmal im Monat, ob sie es benötigt oder nicht, heißt es von Ludwig XIV., er habe zweimal im Laufe seines Lebens ein Vollbad genommen. Dafür wechselte er dreimal am Tag die Wäsche, badete in Puder und versteckte sein klebriges Haar unter Perücken.

Im 18. Jahrhundert wurden die ersten Gemein-

schaftslatrinen in Häusern errichtet, eine Abfall-
entsorgung entstand. Ludwig XV. war dem Wasser gegenüber bereits aufgeschlossener als seine
Vorgänger. Für ihn stand in Versailles ein Bade-
kabinett mit zwei Wannen bereit. Eine zum Einsei-
fen, die andere zum Abspülen. Seine Mätresse,
Madame Pompadour, verfügte sogar über ein
neuartiges Becken für die Intimhygiene: das Bidet.

Im 19. Jahrhundert wurden Abwassersysteme
eingeführt, die Vorgänger unserer Kanalisation.
Toiletten kamen in Mode. 1847 erkannte der un-
garische Arzt Ignaz Semmelweis, dass man durch
Händewaschen das Kindbettfieber reduzieren
kann. 20 Jahre später wurde in der Chirurgie damit begonnen, Wunden mit jodhaltigen Mitteln zu
desinfizieren. Um die Jahrhundertwende begann
man in Deutschland mit dem Bau sogenannter
Volksbäder. Nach dem Zweiten Weltkrieg wurde
Deutschland dann ordentlich amerikanisiert. Von
Bluejeans bis zur Popmusik, und in Hollywood-
filmen propagierte die Siegermacht ihren Lebens-
stil – auch in Sachen Hygiene. Die US-Wirtschaft
erkannte sofort den gigantischen Markt für Deoroller, Intimsprays und Damenrasierer, weibliches
Achselhaar und Beinhärchen wurden verpönt; die
Werbung suggerierte keimfreie reine Körper, die
nach exotischen Früchten, aber nicht nach Menschen riechen dürfen. Die Kolonisierung hat funk-
tioniert, mehr als zwölf Milliarden Euro geben die
Deutschen jährlich für Wasch-, Badekosmetik und
Deos aus.

Körperhygiene: Was Frauen von Männern erwarten (dürfen)

Es ist schon kurios: Männer lieben es, wenn sich Frauen hübsch machen, gepflegt daherkommen und wohlriechen. Doch selbst nehmen es (zu)viele Männer mit der Körperhygiene nicht so genau. Dabei wissen Frauen gepflegte Männer genauso zu schätzen und legen auch bei der Partnerwahl großen Wert darauf, wie es die Herren mit ihrer Körperhygiene halten.

Laut einer kürzlich gestarteten Umfrage in Deutschland unter 100 Frauen rangiert bei der Partnerwahl der Wunsch nach Reinlichkeit bei Männern an zweiter Stelle, gleich hinter dem Humor. Erst dann kamen Treue, Ehrlichkeit und Zärtlichkeit.

Männer wundern sich häufig, warum Frauen so lange im Bad brauchen. Mit der Standardvariante „Toilettengang, Duschen, Zähneputzen und Deo" kann man zwar in 15 Minuten das Wichtigste erledigen, aber wenn man es richtig macht, dauert es wohl länger. Tatsache ist, dass Männer im Gegensatz dazu im Durchschnitt trotz Rasierens nur 15 Minuten und Frauen 20 Minuten brauchen. Welcher Dreck bleibt da auf der Strecke?

Der Mann von heute hat sich sicher weiterentwickelt, so wie seine Umwelt auch. Natürlich hat es immer gepflegte und ungepflegte Männer gegeben, aber die Intensität und der Umfang der Pflege haben sich in den letzten Jahren sichtlich gesteigert. Dazu haben sicher die Werbung und der Markt beigetragen, aber auch der freiere Umgang mit der Sexualität. Was noch vor einiger Zeit Paradiesvögeln oder der homosexuellen Szene zugeschrieben wurde, ist heute längst Standard. Auch legt sich heute kaum mehr eine aufgeklärte moderne Frau des Abends mit einem verschwitzen, nach Alkohol riechenden, im Genitalbereich ungewaschenen Mann ins Bett. Oder doch? Jedenfalls ist es nicht mehr unmännlich, sich die Achsel- und Schamhaare zu rasieren, Deos zu verwenden und sich zu parfümieren. Trotzdem muss man als Mann einen Spagat hinlegen zwischen den eigenen Bedürfnissen und dem Diktat der Industrie. Man muss nicht unbedingt jedes Wässerchen benutzen, sich die Augenbrauen zupfen, Lidschatten verwenden und zur Kosmetikerin gehen, wenn man nicht mag. Ein gewisser Widerstand gegen diese marktschreierischen Einflüsse ist sicher gesund, eine gewisse Skepsis angebracht. Dennoch gibt es ein paar grundsätzliche Dinge, die frau in puncto Reinlichkeit und Körperpflege von ihrem Partner erwarten darf.

Zahnbelag und Mundgeruch sind der Abtörner schlechthin. Mit zweiminütigem Zähneputzen ist es nicht getan, speziell bei Rauchern. Für die Zahnpflege, besseren Atem und längerfristige Zahngesundheit bedarf es Zahnseide und, so sagt es zumindest die Hygiene-Industrie, ein Mundwasser. Eine einmal wöchentliche Zahnreinigung mit einer elektrischen Zahnbürste verstärkt diesen

Effekt. Aber auch hier ist zu bedenken: Ein Zuviel kann auch schädlich sein und den Zahnschmelz beschädigen. Auch bei gesunden Zähnen wird eine regelmäßige Zahnreinigung unter Aufsicht des Zahnarztes empfohlen.

Die morgendliche Dusche erfrischt nicht nur, sondern sie spült auch den Schweiß der Nacht weg und beugt fettigem Haar vor. Selbst wenn ich gegen die Industrie schimpfe, ich kenne keinen Mann, der dabei kein Duschgel verwendet. Dennoch sollte es ein mildes, rückfettendes, nicht zu aggressives und zu stark parfümiertes sein, würde ich meinen. Zumindest im Intimbereich haben solche aggressiven Gels nichts verloren. Nicht zu vergessen sind auch die Ohren, der Bereich dahinter und der Hals. Von Wattestäbchen wird eher abgeraten. Man kann den Gehörgang verletzen und Keime verschleppen. Etwas Wasser aus der Brause ins Ohr laufen lassen und anschließend mit dem Handtuch abtupfen. Bei einem trockenen, ekzematösen Ohr kann man auch ein paar Tropfen Babyöl in das Ohr einmassieren. Sogenannte „Ohrenkerzen" und Ohrenspray aus der Apotheke zur Entfernung des Ohrenschmalzes sollte man nicht verwenden. Auch hier hat sich die Industrie wieder etwas Unnützes einfallen lassen. Grundsätzlich ist das Ohrenschmalz etwas Nützliches. Es ist ein wichtiger Schutzmechanismus des Ohres, hält den Gehörgang geschmeidig und verhindert so Entzündungen. Es transportiert Schmutz, kleine Härchen und überschüssiges Sekret aus dem Ohr. Nur gepflegt schaut man halt damit nicht aus. Dann gibt es da noch die leidigen Ohren- und Na-

senhaare. Je älter „mann" wird, je weniger Kopf-
haare ihn bedecken, desto mehr sprießen diese.
Man kann sie mit einer Schere oder einem speziellen Haartrimmer entfernen. Der Friseur hilft dabei, wenngleich ich das mit dem Gerät als sehr
unhygienisch ansehe.

Was ist die wichtigste Hygienemaßnahme in
unserer Zeit? Genau, das Händewaschen! Nicht
nur in der Früh und am Abend, sondern auch
mehrmals am Tag bei jeglicher Gelegenheit sollten
wir uns unsere Hände säubern. Sie sind bei Wei-
tem die häufigsten Krankheitsüberträger. Denn sie
lauern überall, am Treppengeländer, an der
Türklinke, in der U-Bahn und in jeder Hand, die
wir schütteln: Bakterien.

Finger- und Zehennägel gehören kurzgeschnit-
ten, und zwar mit der Schere oder/und der Feile
und nicht mit Nagelkauen. Frauen möchten nicht
gerne mit ungepflegten und kratzigen Fingernägeln
angefasst werden, und schon gar nicht im Intimbereich. Unsere Hände und unsere Fingernägel sind
wie unser Gesicht und – wie im Sommer die Füße
– unsere Visitenkarte. Eine Frau überblickt in Sekundenschnelle diese strategischen Stellen und
schon sind wir unten durch. Apropos Füße – die
sind bei uns Männern so eine Sache. Dass sie täglich gewaschen und die Nägel rechtzeitig geschnitten gehören, ist Allgemeinwissen; dass die Hornhaut regelmäßig entfernt gehört, schon weniger.
Nötigenfalls gehen Sie alle sechs Wochen zur Pe-
diküre und lassen sich diese professionell entfernen. Übrigens haben 80 % der 70-jährigen Männer einen Nagelpilz. Der ist hartnäckig und anste-

ckend. Also: Achtung in Bädern und Thermen! Füße desinfizieren und Badeschuhe tragen. Sonst ab zum Arzt! Spezielle Nagellacke helfen nur der Industrie und sind sündteuer. Wirklich heilen kann man den Nagelpilz nur mit Tabletten und diese müssen bis zu einem Jahr regelmäßig geschluckt werden.

Ein Deo für die Achselhöhlen nach dem Duschen ist heutzutage fast schon Standard. Ob der Herr allerdings ein Parfüm verwenden will, das bleibt ihm überlassen. Wenn ja, dann ein dezentes, nur in Spuren aufgetragen, hier ausnahmsweise von einer besseren Marke. Aber das bekommt „mann" (falls frau es wünscht) meistens ohnedies geschenkt.

Selbstverständlich ist der tägliche Wechsel der Unterwäsche, angeschwitzte Kleidung erst zu waschen, statt nach der Lufttrocknung neuerdings zu tragen, Bettwäsche und Schlafanzug regelmäßig zu wechseln und sich zu Hause die Schuhe auszuziehen, damit die Füße atmen können. Jetzt, meine lieben Herren, haben wir doch mehr als 15 Minuten im Badezimmer verbracht.

Warum stinken die Männer?

Andrea schreibt im www.hilferufforum.de: „Ich bin 27 Jahre und hatte bisher mit sechs Männer Sex. Alle waren sehr gepflegte Männer, mit dreien war ich über ein Jahr liiert und konnte so auch ganz gut ihre körperliche Pflege beurteilen. Sie duschten täglich ein- bis zweimal, verwendeten Deos, Aftershaves und Parfüms. Es war keiner dabei, der seine Körperhygiene irgendwie vernachlässigte, und es ist wohl kaum denkbar, dass alle sechs gerade eine Pilzinfektion hatten.

Einer war äußerlich extrem gepflegt, nett, einfühlsam, aber als er seine Hose geöffnet hat und ich in ‚diese Richtung ging‘, hat es mich fast umgehauen: Er stank förmlich, ekelig, igitt! Einfach dieser typische ‚Schwanzgeruch‘, den ich sowieso als das Ekeligste der Welt empfinde. Manchmal habe ich das Gefühl, ich rieche ihn durch die Hose durch – würg. Zuerst habe ich mir gedacht: ‚Na, kann mal passieren, vielleicht hat er sich ja heute nicht ausreichend geduscht oder besonders geschwitzt.‘ Aber das nächste Mal war es dasselbe. Ich habe mich dann mit einer Pilzinfektion herausgeredet. Nachdem ich bei den anderen Männern aber auch keinen großen Unterschied bemerken konnte, frage ich mich nun: Bin ich krank, paranoid, überempfindlich? – Keine Ahnung. Okay, mir ist klar, dass es auch x Frauen gibt, die nicht angenehm riechen, ja einen ganzen Fischladen zwischen ihren Beinen haben, und es soll keinesfalls so rüberkommen, dass alle Männer ungepflegte Schweine sind. Ich wollte nun fragen, ob es irgendjemandem anderen auch so geht wie mir. Was soll ich machen? Nase zu und durch?"

Was soll man darauf nun antworten? Was würde ein Sexualmediziner oder ein Psychiater dazu sagen? Was würden Sie sagen? Hat Andrea eine überempfindliche Nase, eine Abneigung gegen Männer, ist sie vielleicht falsch erzogen worden oder hat sie sogar einen Reinlichkeitswahn?

Faktum ist, dass alle Männer riechen, diesen typischen „Schwanzgeruch" haben, auch wenn sie frisch gewaschen sind. Nicht jeder Mann riecht gleich stark, dunklere Südländer stärker als Nordländer, Farbige stärker als Weiße. Ursache sind die bereits erwähnten Pheromone. Dies sind von Körperdrüsen und Bakterien der Sexualregion sowie der Achselhöhle produzierte Signalstoffe, die von einem eigenen Organ in der Nase vom Partner empfangen werden. Sie sind eigentlich sexuelle Lockstoffe und sollten den Partner stimulieren. Androstenon gilt als das bekannteste männliche Pheromon. Es wird in Spuren in der Kosmetikindustrie verwendet, um die Attraktivität des Benutzers zu erhöhen. In einer Studie der Rockefeller University konnte festgestellt werden, dass das Ansprechen der Frau auf diesen sexuellen Lockstoff genetisch determiniert ist. Manche finden ihn extrem anregend, manche riechen ihn fast überhaupt nicht, fühlen sich aber dennoch zum Mann hingezogen, und ein ganz kleiner Teil, vielleicht gehört ja gerade Andrea dazu, findet ihn ekelig. Das ist so wie mit Lakritze. Manche lieben den Geruch und Geschmack heiß und innig, die anderen finden ihn furchtbar.

Natürlich können bei Andrea zusätzlich noch andere psychische Faktoren vorliegen. Vielleicht negative Erlebnisse in der Kindheit oder eine unbewusste Ablehnung des männlichen Geschlechts. Vielleicht auch eine generelle Abneigung gegen sexuelle Handlungen. Was kann man ihr nun raten? Ein gemeinsames Bad vor dem Geschlechtsverkehr könnte eine Lösung sein, bei dem sie vielleicht selbst Hand anlegt und den Penis wäscht. Wenn das auch nicht nützt, so bleibt nur der Gang zu einem Psychotherapeuten. Mund und Nase zu und durch? Sicherlich nicht! Übrigens: Androstenon wirkt auf andere Männer abschreckend, ähnlich der Markierung des Territoriums im Tierreich.

Beschneidung aus hygienischen Gründen?

Beschneidungen beim Mann werden entweder aus medizinischen, religiösen oder hygienischen Gründen durchgeführt. Bei der Frau hat sie rituelle Gründe. Dabei wird beim Mann die Vorhaut am Penis operativ entfernt. In der Medizin nennt man das Zirkumzision. Bei der Frau werden die Klitorisvorhaut oder die inneren Schamlippen entfernt. Eine Vorhautverengung (Phimose), sei sie angeboren oder durch eine Entzündung erworben, aber auch ein Tumor können Gründe für eine medizinische Beschneidung sein. Bei der Phimose kann die Vorhaut nicht über die Eichel zurückgezogen werden. Es besteht die Gefahr, dass der Geschlechtsakt nicht vollzogen werden kann oder dass Probleme beim Wasserlassen entstehen. Die präventive Beschneidung bei Säuglingen ist bei den Medizinern umstritten, denn bei Babys und Kleinkindern gilt eine Phimose durchaus als normal. Meistens kommt es in der Pubertät zur Erweiterung und Loslösung der Vorhaut. Manche Ärzte sehen jedoch in der präventiven Beschneidung durchaus Vorteile. So ist australischen Studien zufolge das Risiko, an Aids zu erkranken, niedriger, da die Innenseite der Vorhaut als Eintrittspforte der HI-Viren gilt. Auch das Risiko, an Peniskrebs zu erkranken, ist bei beschnittenen Menschen erniedrigt.

Meist aber hat die Beschneidung kulturelle und religiöse Gründe und wird daher schon bei neugeborenen Jungen durchgeführt. Sie war schon im alten Ägypten bekannt. Vor allem im Islam und im Judentum gehört die Zirkumzision zu den religiösen Pflichten. Die Juden sehen in der Beschneidung den Bund mit Gott. Die „Brit Mila", wie die Beschneidung im Judentum genannt wird, wird durch einen „Mohel", einen Beschneider, der in dieser Tätigkeit ausgebildet wurde, durchgeführt. Dabei gehen die Auffassungen auseinander, ob die Beschneidung mit oder ohne Betäubung durchgeführt werden soll. In anderen kulturellen Kreisen gilt die Zirkumzision als Initiationsritual. Dabei nimmt man den heranwachsenden Menschen in die Gemeinschaft auf. Im Islam ist die Entfernung der Vorhaut Pflicht und muss bis zum 13. Lebensjahr als Zeichen der Religionszugehörigkeit durchgeführt werden. Dabei wird oft ein großes Familienfest gefeiert. Die Beschneidung ist der häufigste chirurgische Eingriff weltweit. Man schätzt, dass auf der ganzen Welt 25 % bis 33 % der Männer beschnitten sind.

Der Eingriff hat sicherlich hygienische Vorteile. Die Eichel kann leichter gereinigt werden, es bildet sich nicht diese käsige, meistens übel riechende Masse zwischen Vorhaut und Eichel, die auch Smegma genannt wird. Infektionen sind seltener und damit bestehen auch Vorteile für die Partnerin.

Ob die Beschneidung beim Geschlechtsverkehr ein Vorteil ist, ist bei Männern umstritten. Die eine Seite meint, es fehle ihnen ein wichtiger sensibler Teil ihres Geschlechtsorgans, der immerhin 20 000 Nervenenden und unzählige Nervenfasern besitzt. Die anderen entgegnen, dass die Eichel durch die fehlende Vorhaut unempfindlicher ist und sie daher den Geschlechtsverkehr länger vollziehen können. Einschränkungen können allerdings bei der Selbstbefriedigung entstehen. Im westlichen Kulturkreis jedenfalls stehen die Männer der Beschneidung eher skeptisch gegenüber.

Obwohl die religiöse Beschneidung im rechtlichen Sinn eine Körperverletzung ist, die sowohl in Österreich als auch in Deutschland strafbar ist, wird der Eingriff vom Staat toleriert. Begründet wird das mit dem Elternrecht.

Der kleine operative Eingriff kann bei Erwachsenen ambulant in Lokalanästhesie durchgeführt werden, bei Kindern ist eine Vollnarkose nötig. Bei einer regulären Zirkumzision erfasst der Chirurg die Vorhaut mit einer Klemme und durchtrennt diese vor dieser Ebene. In den meisten Fällen kürzt er auch das innere Vorhofblatt. Normalerweise ist die Wunde in zwei Wochen verheilt. Auf den Geschlechtsverkehr sollte man allerdings circa drei Wochen verzichten. Die Krankenkasse übernimmt die Kosten nur für die medizinisch notwendige Zirkumzision.

Die Körperhygiene bei Hochbetagten

Wie sieht es nun mit der Hygiene der 80-plus-Generation aus? Gibt es dazu Umfragen, Studien oder neue Erkenntnisse? Fehlanzeige! Tatsache ist, dass sich ganz alte Menschen prozentuell weniger pflegen als junge, aber das kann man nicht über einen Kamm scheren. Hochbetagte sind in ihrer Mobilität eingeschränkt, ihnen fehlen zum Teil Pflegemöglichkeiten wie Dusche und Bad. Sie sind oft inkontinent und teilweise geistig etwas eingeschränkt.

Alte Menschen sind gleichgültig geworden oder sie sind sogar depressiv. Im Alter werden die Sinnesorgane schlechter, Schmerzen beeinträchtigen den Alltag – die richtige Körperhygiene wird deshalb immer schwieriger und umständlicher. Es kostet Zeit, viel Mühe oder Geld, sich zu waschen oder pflegen zu lassen. Warum das Ganze, wenn man im Alter doch die meiste Zeit sitzt und nicht schwitzt? Wer sich schon in jüngeren Jahren eher weniger gepflegt hat, der wird es im Alter noch weniger tun. Dabei wäre eine einfache Grundpflege so wichtig, um der Selbstachtung willen und um Infektionen vorzubeugen, die im Alter schlecht heilen.

Ich kann als Spitals- und Notarzt auf eigene Erfahrungen zurückgreifen, und die waren zum Teil erschreckend. Wenn man auf dem Land als Notarzt unverhofft in einsame Gehöfte vordringt, bekommt man teilweise Fürchterliches zu sehen. Da gibt es Ausgedinge mit Lehmböden, in denen die Altbäuerin und der Altbauer dahinvegetieren. In den Ecken des Zimmers türmen sich Berge von Schmutzwäsche. Die Bettlaken sind offensichtlich seit Monaten nicht gewechselt worden. Wenn man die Bettdecke wegzieht, kommt einem ein bestialischer Gestank, ein Mix aus Urin und abgestandenem Schmutz, entgegen. Bei einer Frau mussten wir die Unterhose sogar mit der Schere herunterschneiden. Nicht nur einmal sahen wir Maden, die auf den offenen, grausam stinkenden Füßen der Armen herumkrochen.

Dabei wäre die Grundpflege so einfach: Das Gebiss, die Haut und die Füße sind die drei Bereiche, wo mit relativ geringem, aber regelmäßigem Aufwand viel erreicht werden kann. Die Haut ist unser größtes Organ, wiegt über ein Kilo und ist eines der größten Probleme im Alter. Sie wird dünn, spröde und rissig, platzt leicht auf. Nach Bagatelltraumen entstehen leicht Hämatome, die sich infizieren können. Es blutet, die Haut ist verkrustet. Sie ist trocken und juckt. Sie wird aufgekratzt. Vorbeugend hilft Eincremen, und zwar täglich mit einer dünnflüssigen Lotion. Der Intimbereich und die Achseln sollten täglich einmal gewaschen werden, gerade wenn man inkontinent ist. Der Geruch von altem Urin und Schweiß ist für die Umwelt oft unerträglich. Duschen reicht einmal die Woche.

Alter schützt vor faulen Zähnen nicht! Gerade die ältere Generation, die ohne Prophylaxemaßnahmen groß geworden ist, tut sich schwer,

Mund, Zähne und Prothese korrekt zu pflegen. Die veränderten Essgewohnheiten mit einem größeren Kohlehydratanteil sowie die den Speichelfluss hemmenden Medikamente tragen dazu bei, dass noch mehr Zahnbelege entstehen. Die häufigsten Probleme der Alterszähne sind Wurzelkaries, bedingt durch den Zahnfleischschwund und Pilzbefall der Mundhöhle. Die Empfehlung der Zahnärzte, nach jedem Essen die Zähne zu putzen, wird man für alte Menschen wohl nicht aufrechterhalten können. Aber mindestens einmal am Tag gehört auch die Prothese ordentlich mit Zahnpaste oder Seife und Zahnbürste gereinigt. Ab 50 Jahren nehmen die Zahnarztbesuche ab, die Konsultation anderer Ärzte jedoch zu. Den Zähnen wird keine große Bedeutung mehr beigemessen.

Ein großes Problem ist die Fußpflege. Alte Menschen erreichen ihre Füße nicht mehr. Der alternde Fuß verformt sich häufig, Druckstellen sind die Folge. Auch Nagelpilz, eingewachsene Zehennägel und Hühneraugen werden mit zunehmendem Alter häufiger. Besonders für Diabetiker, die ein eingeschränktes Schmerzempfinden in den Füßen haben, können kleine Wunden zu einer Katastrophe ausarten, die im schlimmsten Fall eine Amputation zur Folge haben. Eine Fußpflegerin, die auch ins Haus kommt, ist eine gute Investition. Doch wie bereits erwähnt: Man kann nichts pauschalisieren. Ich habe schon 90-jährige Patienten sich alleine im Spital waschen sehen, da könnte sich so mancher junger Mensch etwas abschauen.

Der wichtigste Hygieneartikel: das Kondom

Das Präservativ ist neben dem Femidom das einzige Verhütungsmittel, das nicht nur gegen eine ungewollte Schwangerschaft, sondern auch gegen sexuell übertragbare Erkrankungen wie HIV/Aids, Chlamydien, Hepatitis C, Gonorrhoe und Syphilis schützt. Gegen HP-Viren ist es allerdings kein 100%iger Schutz. Bei der richtigen Handhabung ist es relativ sicher. Es ist weltweit mit 42 % das am häufigsten angewendete Verhütungsmittel und wahrscheinlich der wichtigste Hygieneartikel des 21. Jahrhunderts. Es ist überall verfügbar und auch für One-Night-Stands hervorragend geeignet.

Wichtig ist die richtige Handhabung. So darf es bei der Öffnung nicht beschädigt werden, es muss mit der richtigen Seite aufgerollt und zur Gänze über den erigierten Penis gestülpt werden. Nach dem Geschlechtsverkehr muss das Glied noch steif sein, während der Mann das Kondom an der Peniswurzel festhält und dabei den Penis aus der Scheide zieht. Die Entsorgung erfolgt, in einem Papiertaschentuch eingewickelt, im Papierkorb.

Vor allem Männer beklagen die Tatsache, dass das richtige Kontaktgefühl beim Sexualakt fehle. Sie wollen die Sexualität emotional, spontan und irrational erleben und beklagen auch die nötige Unterbrechung des Liebesspiels.

Der circa ein Euro teure Artikel besteht aus vulkanisiertem Kautschuk. Für Allergiker gibt es auch latexfreie Produkte. Die ersten wirkungsvollen Kondome wurden aus Schafsdärmen hergestellt. Bereits Casanova benutzte solche Kondome, die im 18. Jahrhundert „English Overcoats" genannt wurden, um sich vor der Syphilis zu schützen. Der Name stammt wahrscheinlich vom Oberst Dr. Condom, dem Hofarzt von Charles II., der Hammeldärme zur Verhütung von Schwangerschaft und Infektionserkrankungen empfohlen haben soll. 1839 machte Charles Goodyear die bahnbrechende Erfindung des vulkanisierten Kautschuks. Damit war es möglich, Gummi herzustellen. Ab 1930 wurde erstmals Latex zur Herstellung von Kondomen benutzt. Kondome werden in Europa nach der DIN-EN-600-Norm hergestellt. Es gibt sie in verschiedenen Größen, Stärken, Farben und Geschmacksrichtungen für den Oralverkehr.

Im Gegensatz zur Haltung der protestantischen Kirche ist in der römisch-katholischen Kirche („Humanae vitae") der Gebrauch von Verhütungsmittel in der Ehe abzulehnen, da er wegen der künstlichen Verhinderung der Kindszeugung nicht der Würde des Menschen entspreche.

Zehn goldene Regeln der Männerkosmetik

W as empfiehlt die Industrie dem modernen Mann von heute?

1. Strahlender Teint: Dafür sollte das Gesicht zweimal täglich gereinigt werden. Dafür bieten sich das Morgenduschen und der abendliche Gang ins Bad an. Zweimal wöchentlich sollte ein Peeling durchgeführt werden, um Hautschuppen und eingewachsene Haar zu entfernen.

2. Glatt rasiert ist halb gewonnen: Ein professionell rasiertes Gesicht wirkt attraktiv und nur ein gut gepflegter Dreitagebart kann da im Sex-Appeal mithalten. Heute kehren immer mehr Männer zur Nassrasur zurück. Als erster Schritt muss die Bartwuchsrichtung in den verschiedenen Gesichts- und Halszonen festgestellt werden. Dann sollte man zur Vorbereitung auf die Rasur einen speziell auf die Männerhaut abgestimmten milden Gesichtsreiniger verwenden. Hierzu gibt es die verschiedensten Markenpräparate. Warmes Wasser entspannt die Poren, die darin sitzenden Haarfollikel werden elastischer. Ein „Preshave-Öl" ist perfekt für kräftige Bärte, denn es weicht die Barthaare ein. Es baut eine schützende Schicht zwischen Rasierklinge und Haut auf und ver-

hindert kleine Schnitte, Rasurbrand, Rötungen und Hautirritationen. Im nächsten Schritt wird mit Rasiercreme oder -seife Rasierschaum erzeugt. Bei Koteletten, Oberlippen- oder Spitzbart empfiehlt es sich, Rasiergel zu verwenden, da es durchsichtig ist, um die Stellen, die nicht rasiert werden sollen, besser zu sehen. Jetzt kommt der Rasierer oder Rasierhobel zum Zug. Profis verwenden ein Rasiermesser. Nun wird in Bartwuchsrichtung mit kurzen, etwa drei bis fünf Zentimeter langen Zügen rasiert. Eine zweite Rasur wird in Querrichtung durchgeführt. Dann wird das Gesicht mit warmem Wasser abgespült, ein Gesichtsreiniger mit Teebaumöl wirkt desinfizierend und antibakteriell. Anschließend Reinigung mit kaltem Wasser und Abtupfen mit einem Handtuch. Nun kommt das milde Aftershave, am besten ohne Alkohol als Balsam. Letztendlich wird das ganze Gesicht mit einer Feuchtigkeitscreme eingerieben. Es bedarf also sechs verschiedener Präparate, die Industrie schreit „Hurra"!

3. Augenpflege wirkt: Lachfalten wirken freundlich. Zuviel davon will der Mann jedoch nicht haben. Das Gleiche gilt für dunkle Augenringe und Tränensäcke. Spezielle Pflegecremes verschaffen Abhilfe. Helfen auch die nicht, wie wäre es mit einer Botox-Behandlung? Oder vielleicht gleich ein Facelifting?

4. Auch Männerhaut gefällt eine Maske: Einmal

wöchentlich sollte je nach Hauttyp auf Empfehlung einer Kosmetikerin eine Gesichtsmaske
aufgetragen werden, um die Haut mit Nähr-
stoffen zu versorgen. Kostenpunkt circa
25 Euro.

5. Gesichtswasser, der Bündnispartner jeder Reinigung: Das Gesichtswasser – oder Tonikum–
   wird nach jeder Reinigung verwendet. Es be-
   seitigt noch vorhandene Unreinheiten, stellt
   den pH-Wert wieder her und verkleinert die
   Poren.

6. Creme ist nicht gleich Creme: Eine Feuchtigkeitscreme sollte nach jeder Reinigung aufgetragen werden. Es gibt Tages-, Nacht- und
   spezielle Anti-Aging-Cremes.

7. Qualität der Haarpflege muss sein. Das Nonplusultra ist das passende Shampoo. Es muss
   dem Haartyp entsprechen. Auf Qualität sollte
   geachtet werden.

8. Haare, die kein Mann braucht: Nasen-, Oh-
   ren- und Rückenhaare sollten mit speziellen
   Haarscheren oder mit gut zu handhabenden
   Nassrasierern entfernt werden.

9. Zeige mir deine Hände, und ich sage dir, wer
   du bist: Frauen achten auf Männerhände. Nägel müssen geschnitten und gefeilt werden und
   spezielle Handcremes sollten verwendet werden.

10. Die persönliche Duftnote: Ein Parfüm, After-shave und Deo unterstreicht die individuelle Note eines Mannes. Natürlich sollten es teure Markenprodukte sein, die aufeinander abge-stimmt sind.

Hygienetipps für Kids

So wie es für den älteren Menschen Pflegetipps gibt, so gilt es auch für unsere Kleinen und Kleinsten, gewisse Regeln einzuhalten. Kinder sind von Haus aus nicht unbedingt reinlich und müssen zur richtigen Sauberkeit erzogen werden. Elternfrage: Bei uns im Bad gibt es nur Trotz und Tränen. Was sollen wir machen? Schimpfen und Ungeduld sollten vermieden werden, das erzeugt nur Widerstand. Wenn möglich, sollte Reinlichkeit spielerisch erlernt und durchgeführt werden.

Es beginnt mit dem Trockenwerden und mit dem „Aufs-Töpfchen-Gehen". Ob ein Kind „trocken" werden kann, also ohne Windeln auskommt, ist eine Frage der körperlichen Entwicklung. Im Alter von zwei- bis zweieinhalb Jahren lernen die Kinder, aufs Töpfchen oder auf die Toilette zu gehen. Das hat vor allem biologische Gründe, denn erst jetzt sind die Nervenbahnen ausgereift und die Schließmuskeln können vom Kind kontrolliert werden. Das Kind merkt im Laufe des dritten Lebensjahres, wenn es auf die Toilette muss und kann, wenn es innerlich bereit dazu ist, den Wunsch dazu äußern. „Ich muss AA", hört man als Elternteil und dann ist Eile geboten. Um diesen Prozess zu beschleunigen, kann man das Kind mit auf die Toilette nehmen, damit es sieht, was dort passiert. Man sollte es nach dem „Topfgang" loben. Ein kurzes Probesitzen auf der

Toilette kann helfen. Man sollte das Kind aber nie unter Druck setzen. Man kann das Kind ruhig einmal ohne Windeln laufen lassen, damit es sieht, was dann passiert. Wenn Sohn oder Tochter einmal nicht schnell trocken werden, so soll man gelassen bleiben. Jedes Kind geht früher oder später auf die Toilette.

Dann den Po sauber machen. Kinder brauche eine Anleitung dafür, die Scheide und den Po immer von vorne nach hinten auszuwischen, damit keine Kolibakterien vom After in die Scheide gelangen können. Händewaschen mit Seife nicht vergessen. Nach jedem Gang auf die Toilette, morgens und abends, nach dem Spielen im Freien, nach dem Kindergarten, Einkaufen und vor dem Essen sollten die Hände gewaschen werden. Zähneputzen ab dem ersten Zahn, mindestens zweimal täglich! Nach dem Frühstück und vor dem Zubettgehen, besser dreimal täglich oder nach jedem Essen. Eltern sollten dabei als Vorbild gelten. Zuerst das Kind selbst putzen lassen, dann nachputzen. Oft wehren sich Kinder mit heftigem Geschrei gegen das Putzen. Man kann es ausschmücken oder interessanter gestalten, indem man z. B. im Takt eines Liedes putzt oder eine Geschichte dabei erzählt. Eine gut schmeckende Kinderzahnpaste sowie verschieden bunte Zahnbürsten, die häufig gewechselt werden müssen, sollten das Putzen zu einem Ereignis machen. Frühzeitig sollte das Kind auch zum Zahnarzt mitgenommen werden, damit es mit dieser Umgebung vertraut wird. Es sollte auf dem Stuhl Probesitzen und natürlich auch schon frühzeitig vom

Zahnarzt kontrolliert werden.

Duschen oder Baden reichen durchaus ein- bis zweimal die Woche. Ein anschließendes Eincremen der Haut kann besonders bei trockener und schuppiger Haut sinnvoll sein. Die Finger- und Zehennägel sollten regelmäßig gekürzt und gereinigt, die Ohren mit einem feuchten Waschlappen gesäubert werden.

Achtung vor zu viel Hygiene! Diese kann die Kinderhaut empfindlich oder sogar krank machen. Es konnte wissenschaftlich nachgewiesen werden, dass Kinder mit mangelnder Hygiene auf dem Bauernhof resistenter gegen Krankheiten sind als geimpfte Kinder im Städtebereich. Sollte das nicht zu denken geben?

Warum Frauen stets gut riechen (müssen)

Wenn es nach der Werbung und nach dem Diktat von Hollywood geht, hat die Frau von heute makellos, schön, durch und durch rein, überall glatt rasiert und wohlriechend zu sein. Sie muss stets top frisiert und geschminkt sein. Um dies in jeder Situation zu gewährleisten, muss auch schon einmal die Perücke oder gar eine Permanent-Kosmetik her. Die junge Frau von heute hat Tattoos und Piercings zu haben, sie hat im Beruf und Haushalt immer perfekt zu funktionieren. Sie muss eine gute Mutter, Ehefrau und Liebhaberin sein. Welche Frau kann das alles von sich schon behaupten?

Dennoch, wir Männer sind da gnadenlos, die Auswahl an Frauen ist ja nichtenden wollend. Doch ob wir auf das weibliche Geschlecht abfahren, hängt in der Tat sehr oft vom Duft ab, den eine Frau umgibt. Oft nehmen wir dieses Gemisch an Körpergeruch, Duft der Haare, des Parfüms und was alles sonst noch dazu gehört unbewusst wahr. In Sekundenschnelle signalisiert uns das Unterbewusstsein, ob wir eine Frau anziehend finden oder nicht. Während wir ihr zuerst ins Gesicht blicken, registrieren wir schon unbewusst ihren Geruch. Erst dann kommt der Blick auf den Busen und auf den Po. So zumindest wollen es uns die Studien glauben machen.

Wen wundert es also, dass die Kosmetik-Industrie von diesem Schnüffelgehabe der Männer, diesem Urinstinkt der Primaten, Kapital schlägt? 60 % der Frauen in Deutschland geben jährlich etwa 773 Millionen Euro für diesen Spaß aus. Der Grundbestandteil eines Parfüms ist Alkohol, in dem pflanzliche ätherische Öle sowie tierische und synthetische Essenzen gelöst sind. Diese sogenannten Riechstoffe gibt es in den verschiedensten Duftnoten: Zitrus-Noten, blumige, holzige oder orientalische Noten, Leder-Noten, tropische Noten, Gourmand-Noten, Fougère-Noten, Chypre-Noten usw. Derzeit sind etwa 1 100 Düfte im Handel, wobei jährlich circa 200 neue Düfte dazukommen. Ein kleines Fläschchen Luxusparfüm kostet schon gerne einmal 400 Euro aufwärts.

Aber die Frau von heute hat nicht nur gut zu riechen und immer schick angezogen zu sein, sie sollte auch makellos, jung und schön sein. Auch da heißt das Zauberwort wieder Anti-Aging. Die Schönheits- und plastische Chirurgie macht jährlich einen Umsatz von 1,8 Milliarden Euro in Deutschland. In den USA sind es circa 10 Milliarden. Rund eine Million Deutsche begeben sich der Schönheit willen jährlich unter das Messer. 130 000 Menschen ließen sich im vergangenen Jahr mit dem Nervengift „Botox" ihre Falten wegspritzen. „Botox-to-go-Läden"sprießen aus dem Boden. „Schönheitschirurg" darf sich heutzutage jeder Arzt nennen. Es bedarf keinerlei Spezialausbildung. Da gibt es eine Ober- und Unterlidplastik, ein Gesichts- und Halslifting, eine sanfte Modellierung des Gesichts, eine Nasen-,

Ohren- und Kieferkorrektur, eine Brustvergröße-
rung oder -verkleinerung, eine Brustasymmetrie-
korrektur, eine Bruststraffung, eine Bauchdecken-
straffung, einen Fetttransfer, eine Fettabsaugung,
ein Oberschenkel- oder Oberarmlifting, eine Fuß-
korrektur usw. Nach dem Vorbild der Pornoin-
dustrie muss auch der Intimbereich makellos sein.
Da werden Schamlippen verkleinert, die Klitoris-
haut verkürzt und beim sogenannten „Anal Blea-
ching" der Analbereich gebleicht. Das „Arsch-
loch" darf nicht mehr braun sein, nein, es muss
weiß glänzen und sollte sogar noch riechen. Na
Prost Mahlzeit!

Quellenverzeichnis

www.gentleman-blog.de
www.hilferuf.de
www.glamour.de
www.gofeminin.de
Wikipedia - die freie Enzyklopädie

Der Autor

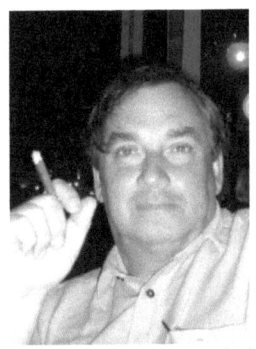 **Dr.med. Robert Hosner,** geboren am 28. Juli 1948 in Graz, Österreich, wirkte nach seiner Promotion zum Doktor für Allgemeinmedizin und seiner späteren Ernennung zum Facharzt für Innere Medizin als Oberarzt und Notarzt an der medizinischen Abteilung eines steirischen Schwerpunktkrankenhauses. Nach seinem Erstlingswerk, der Autobiografie *„Als meiner Seele der Strom ausging: Lebenserinnerungen eines depressiven Arztes"*, und seinem zweiten Buch *„Doppelt genäht hält besser: Heiteres und Skurriles aus dem ganz normalen Krankenhausalltag"* präsentiert er mit dem vorliegenden Werk *„ Warum Frauen duften und Männer stinken: Der moderne Reinlichkeitskult "* seine dritte Publikation. Dr. Robert Hosner ist geschieden, lebt mit seiner Lebenspartnerin in einer steirischen Kleinstadt und hat eine erwachsene Tochter. Sein Lieblingshobby ist das Reisen. www.robert-hosner.com